MERMAID

COLORING & ACTIVITY BOOK FOR KIDS

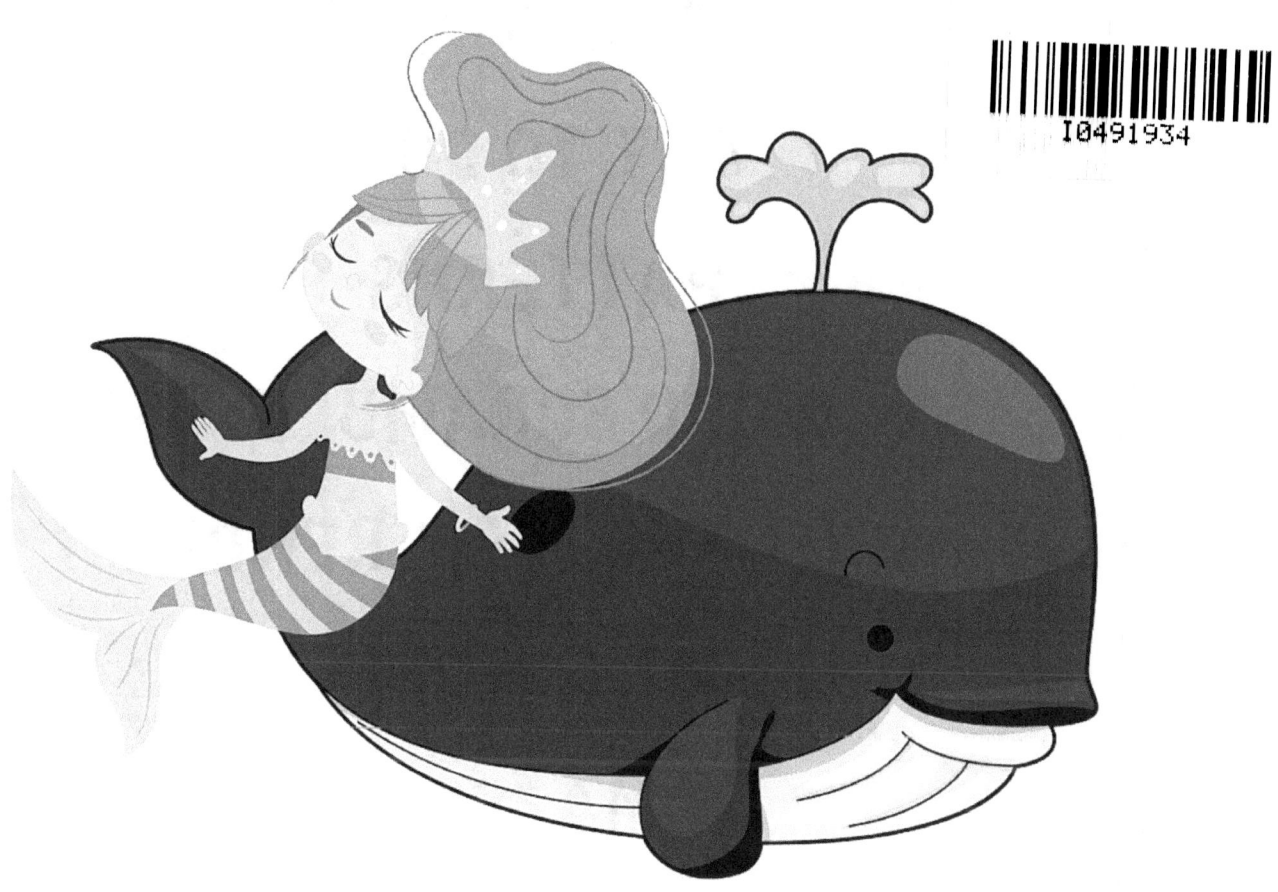

THIS BOOK BELONGS TO:

_____

ISBN-13 : 979-8715331304

CONTENTS

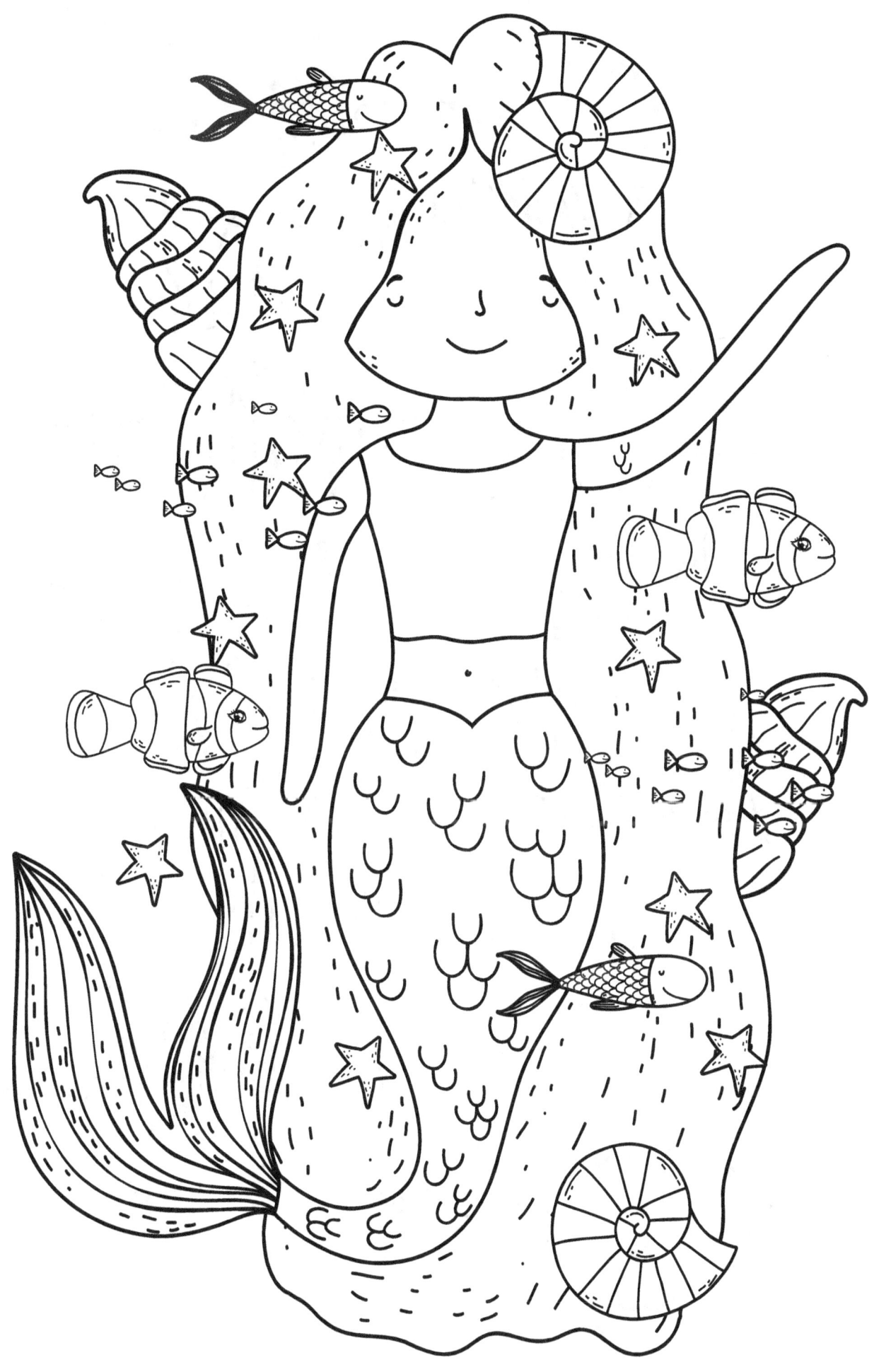

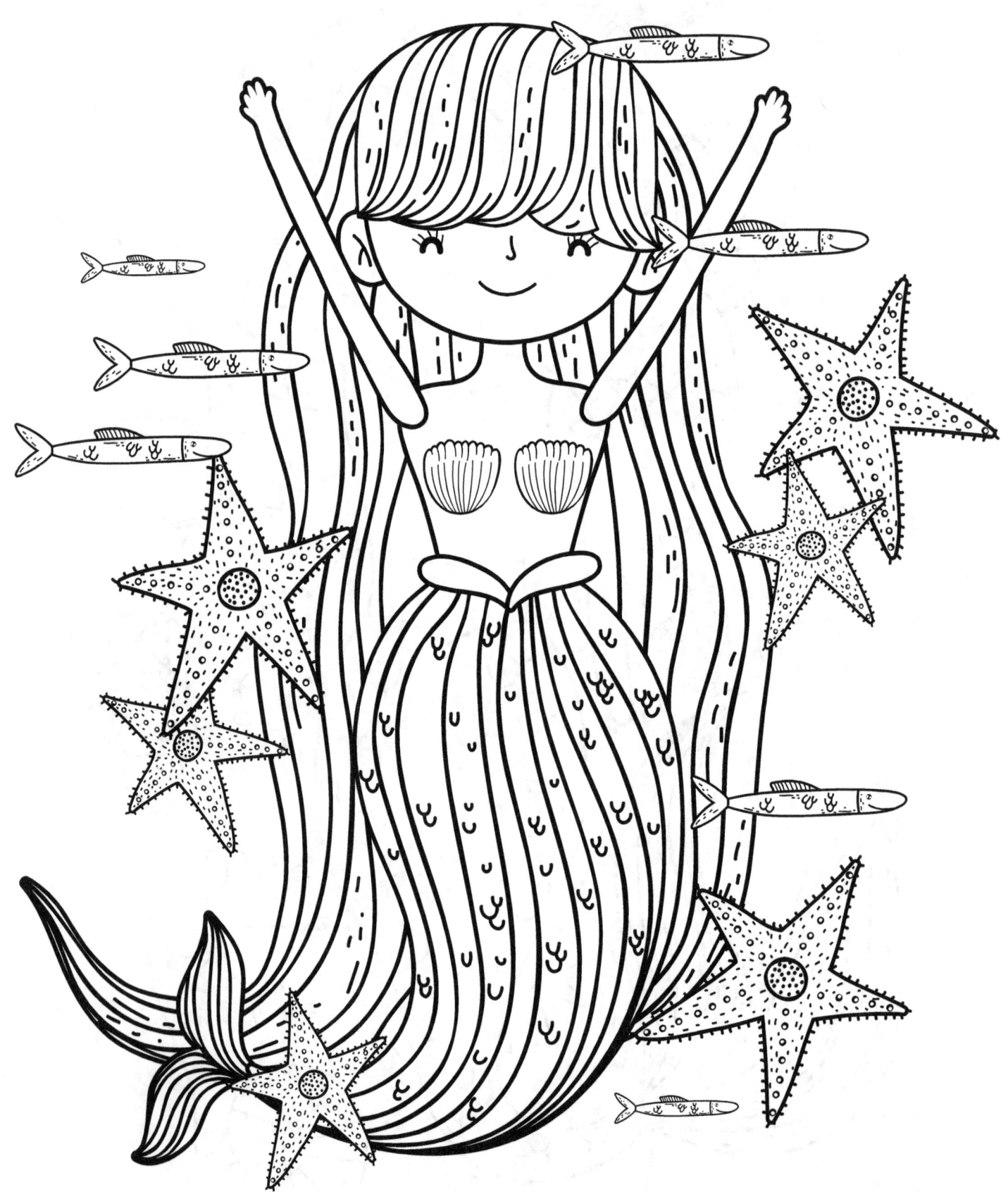

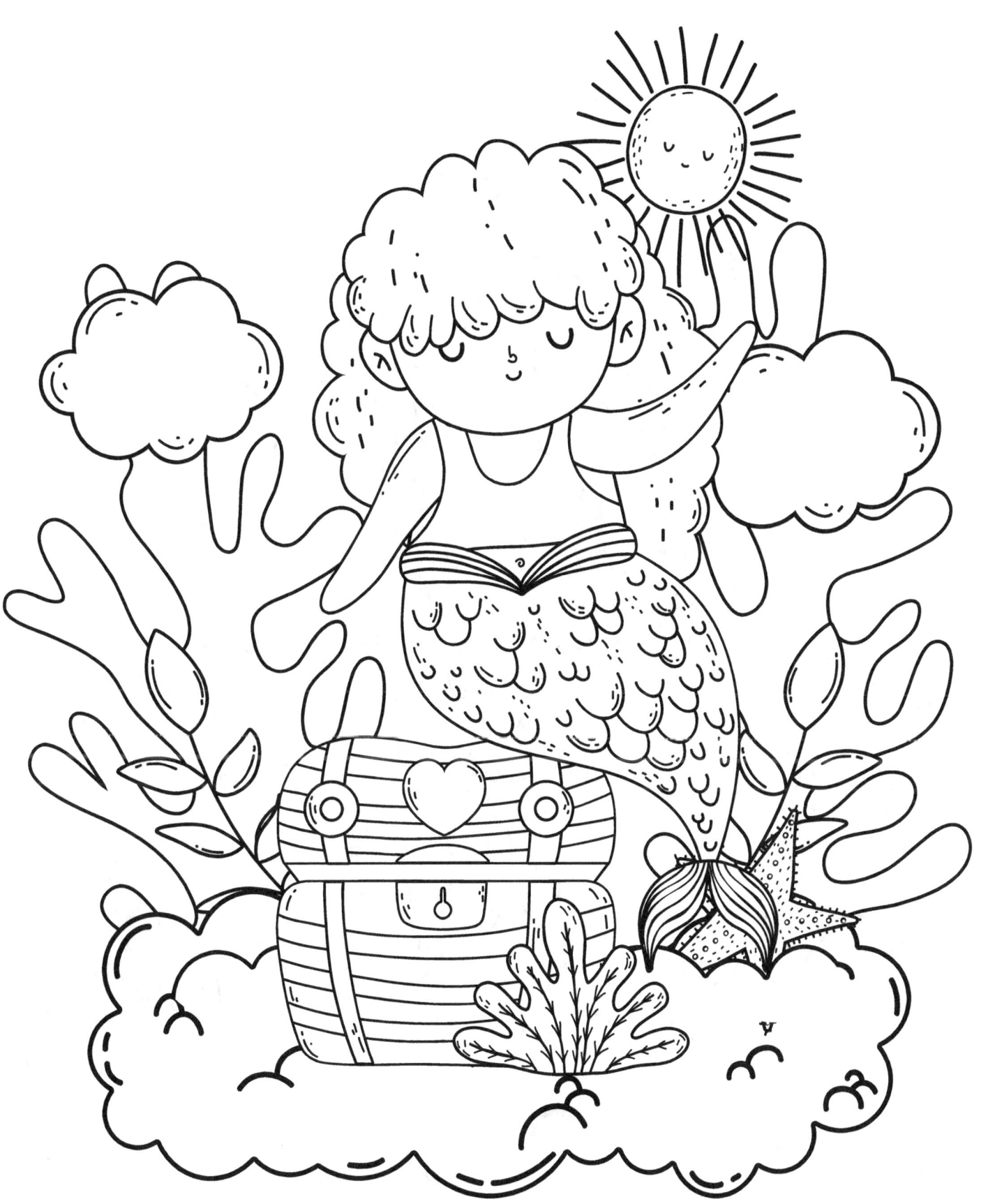

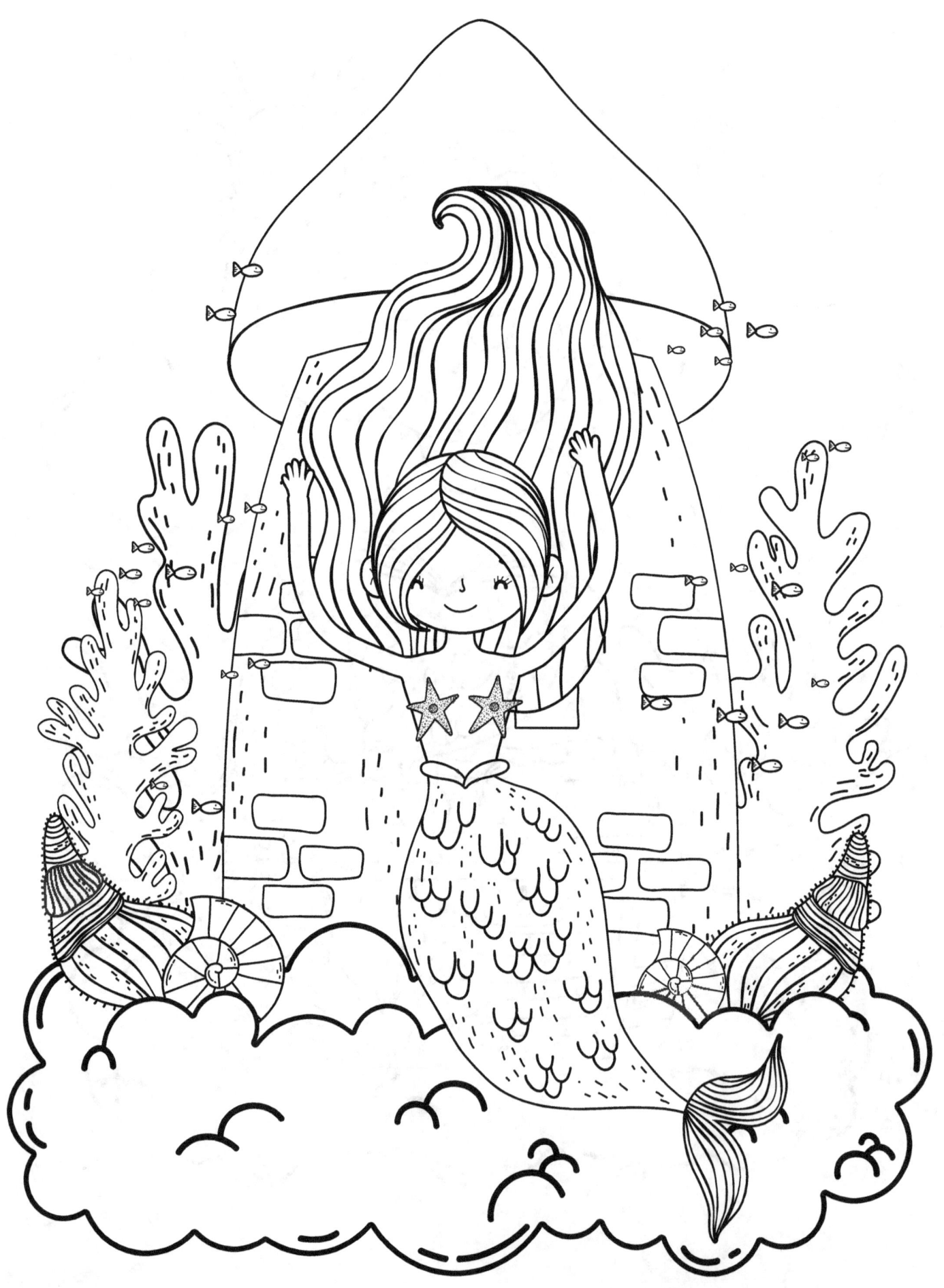

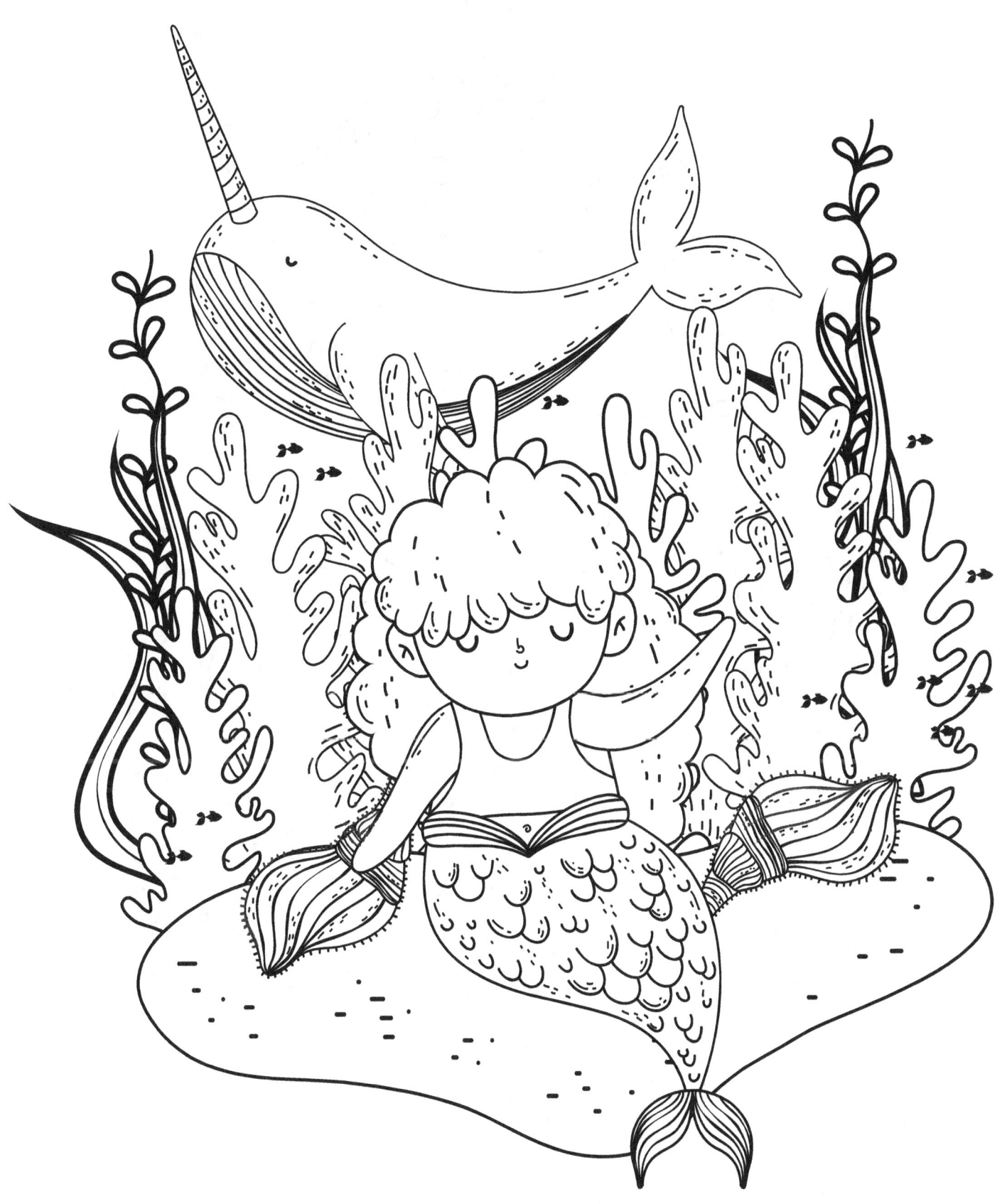

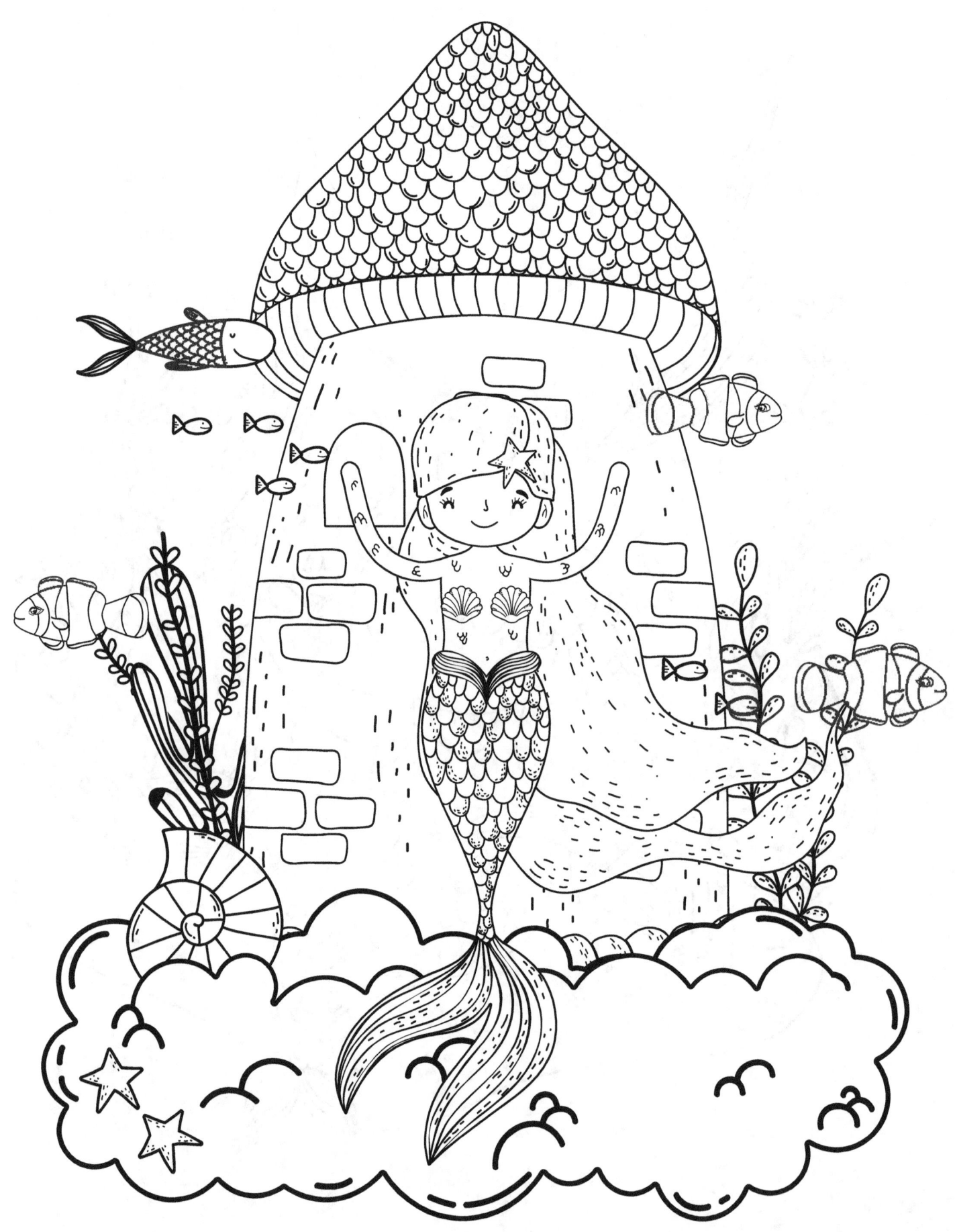

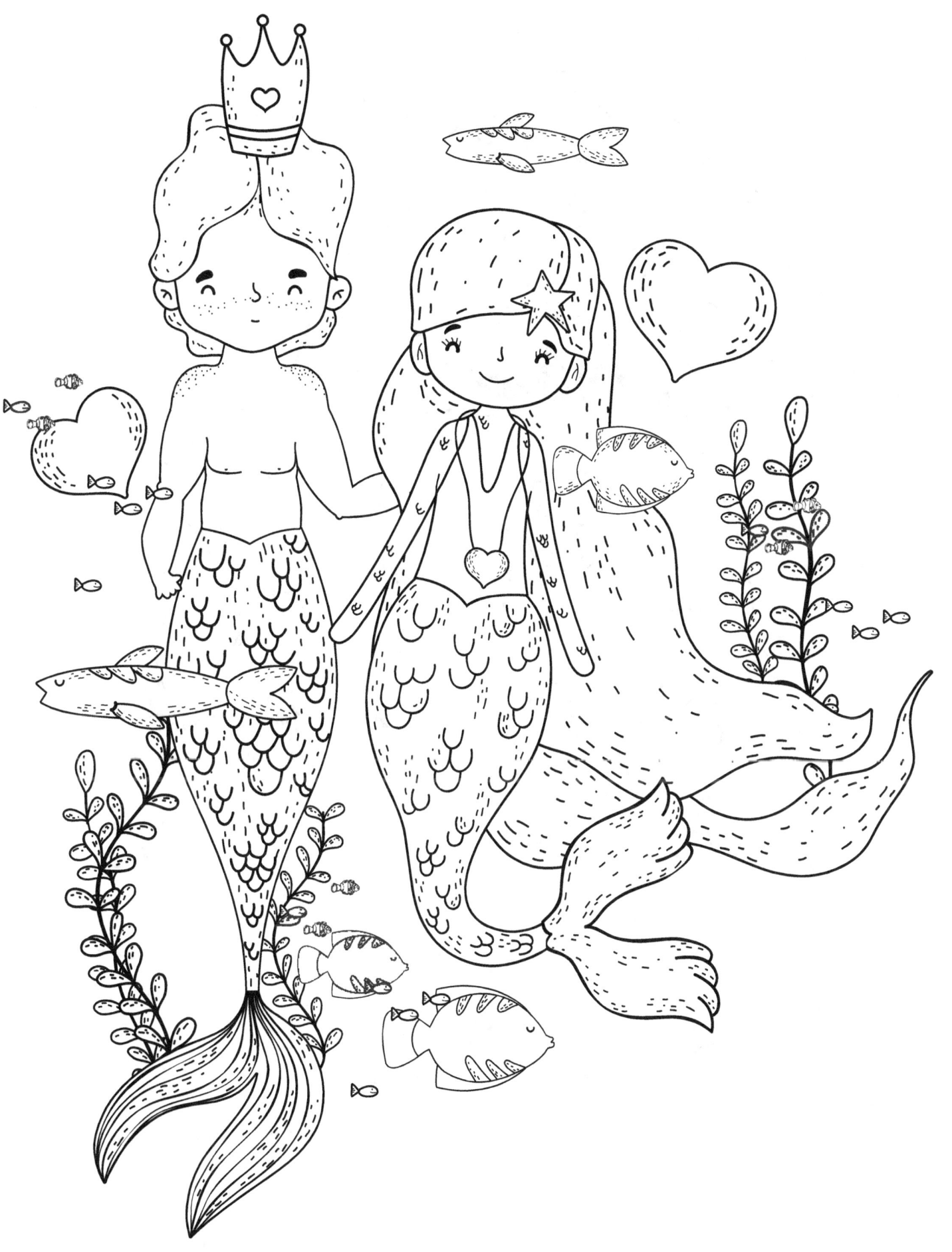

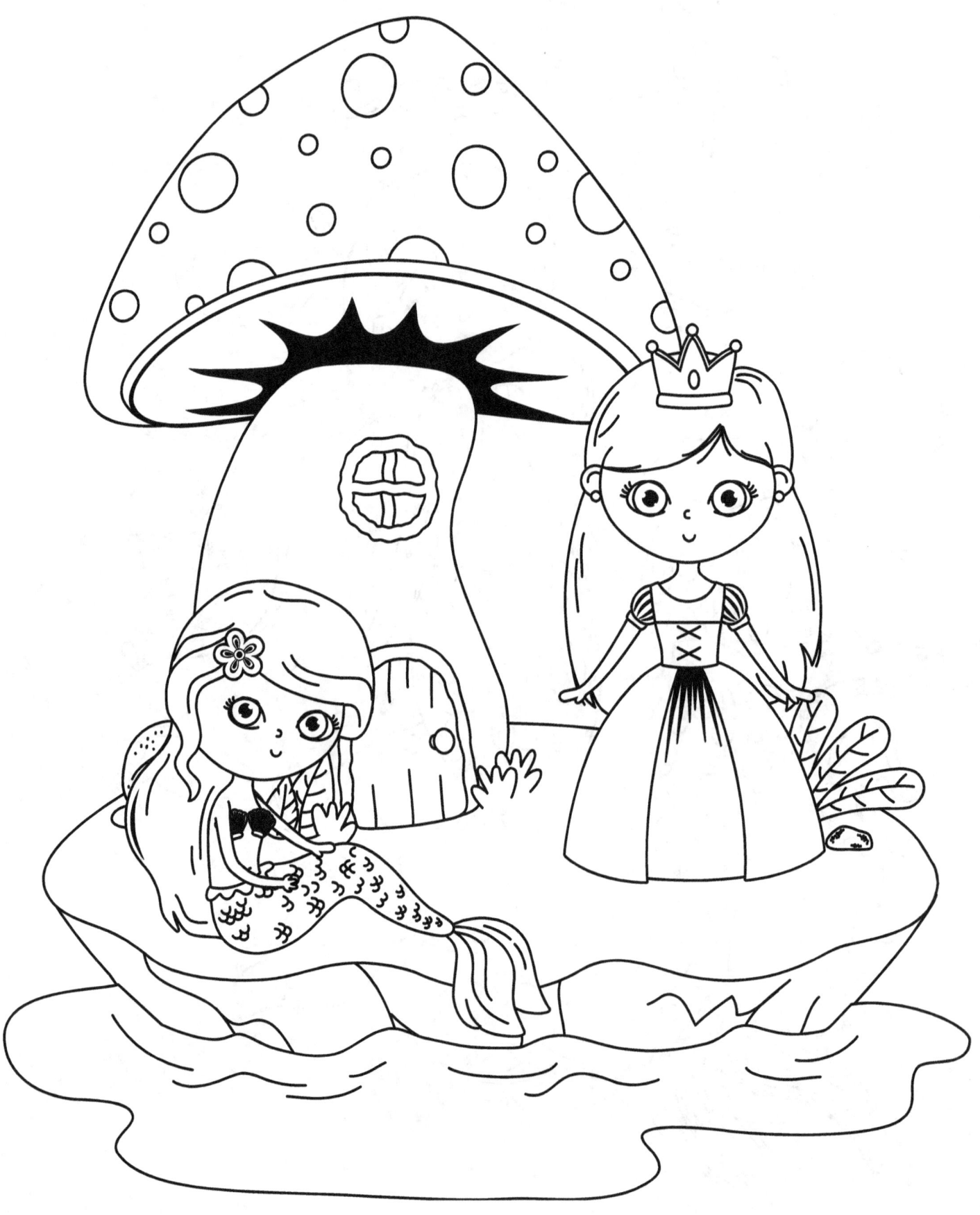

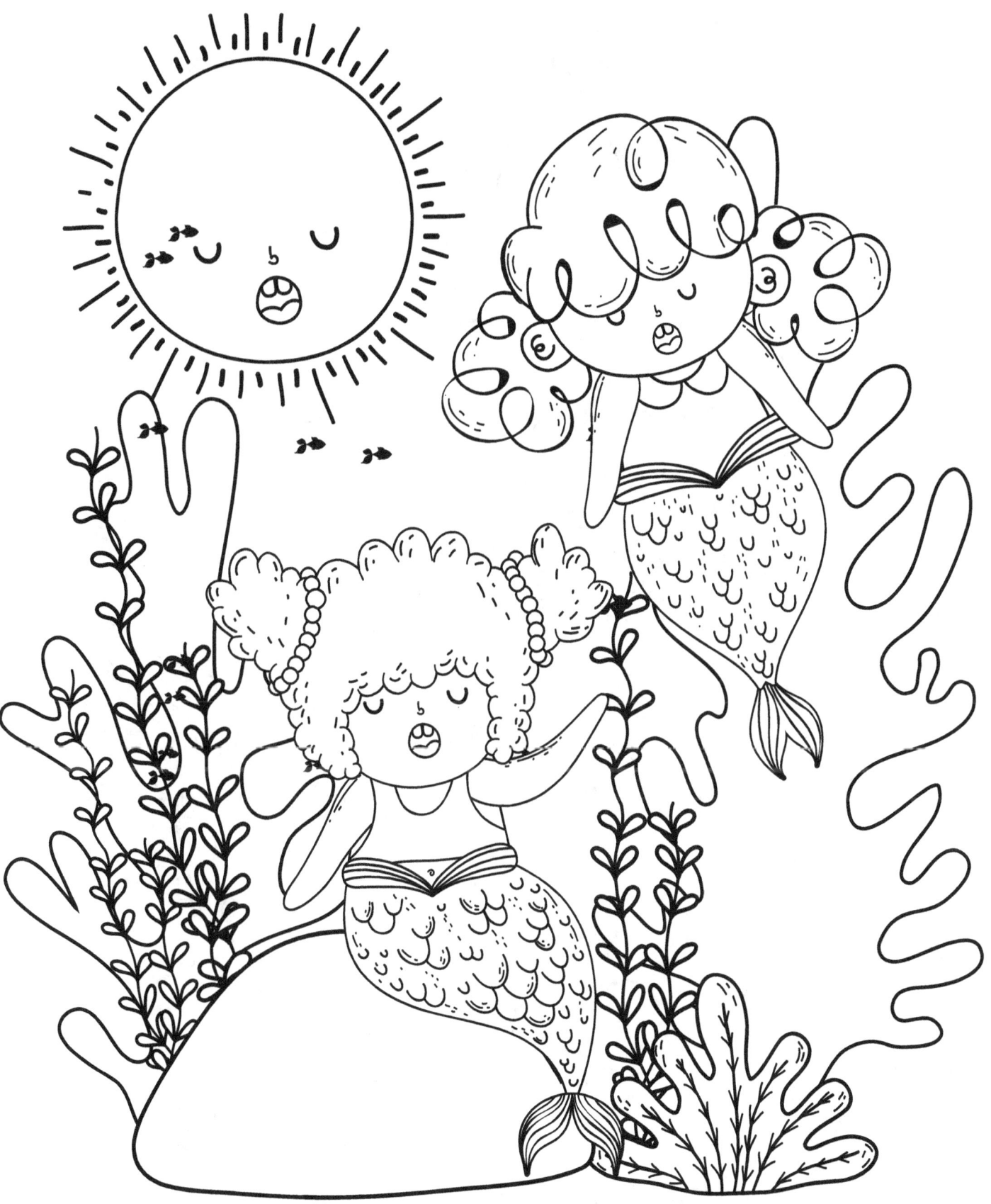

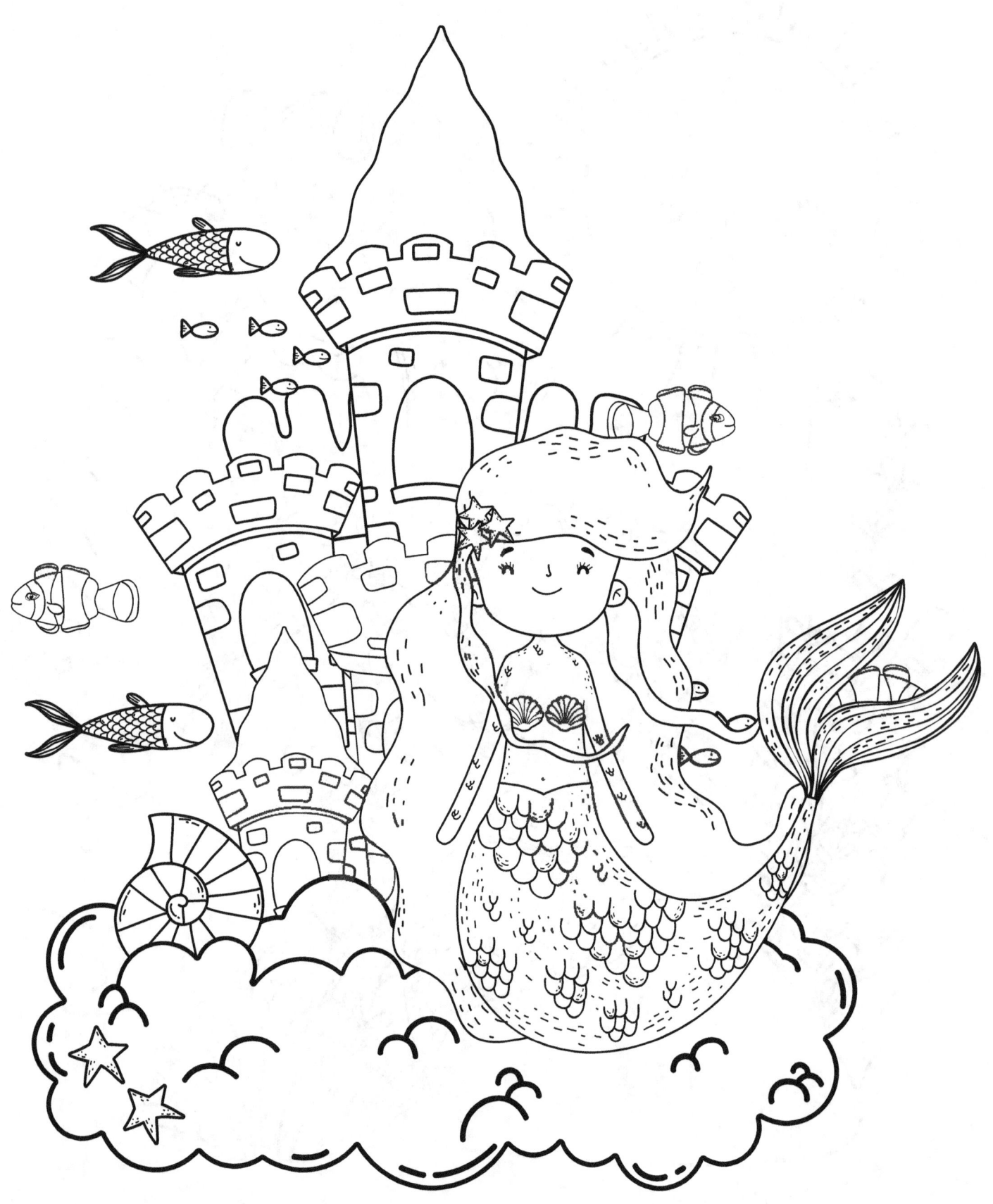

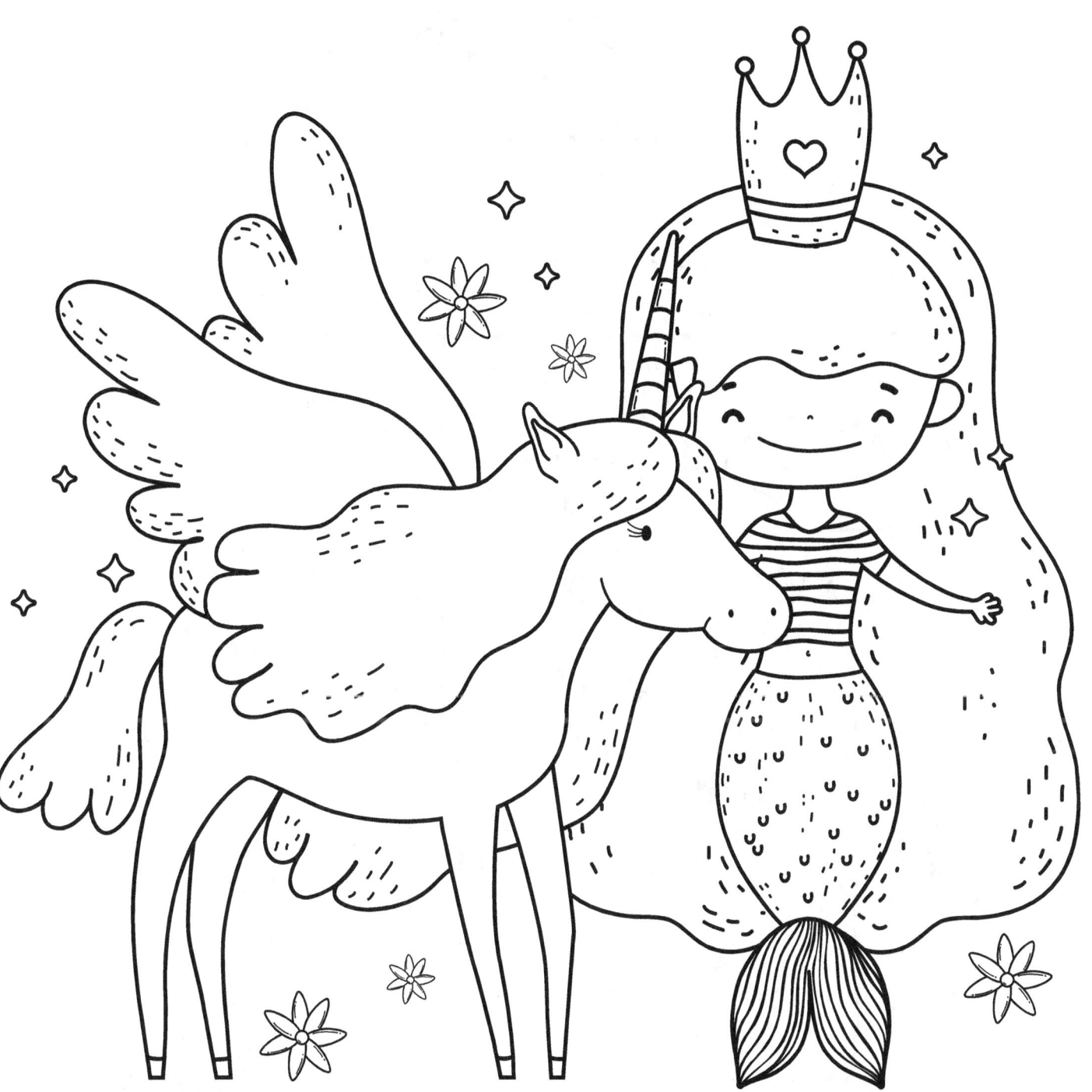

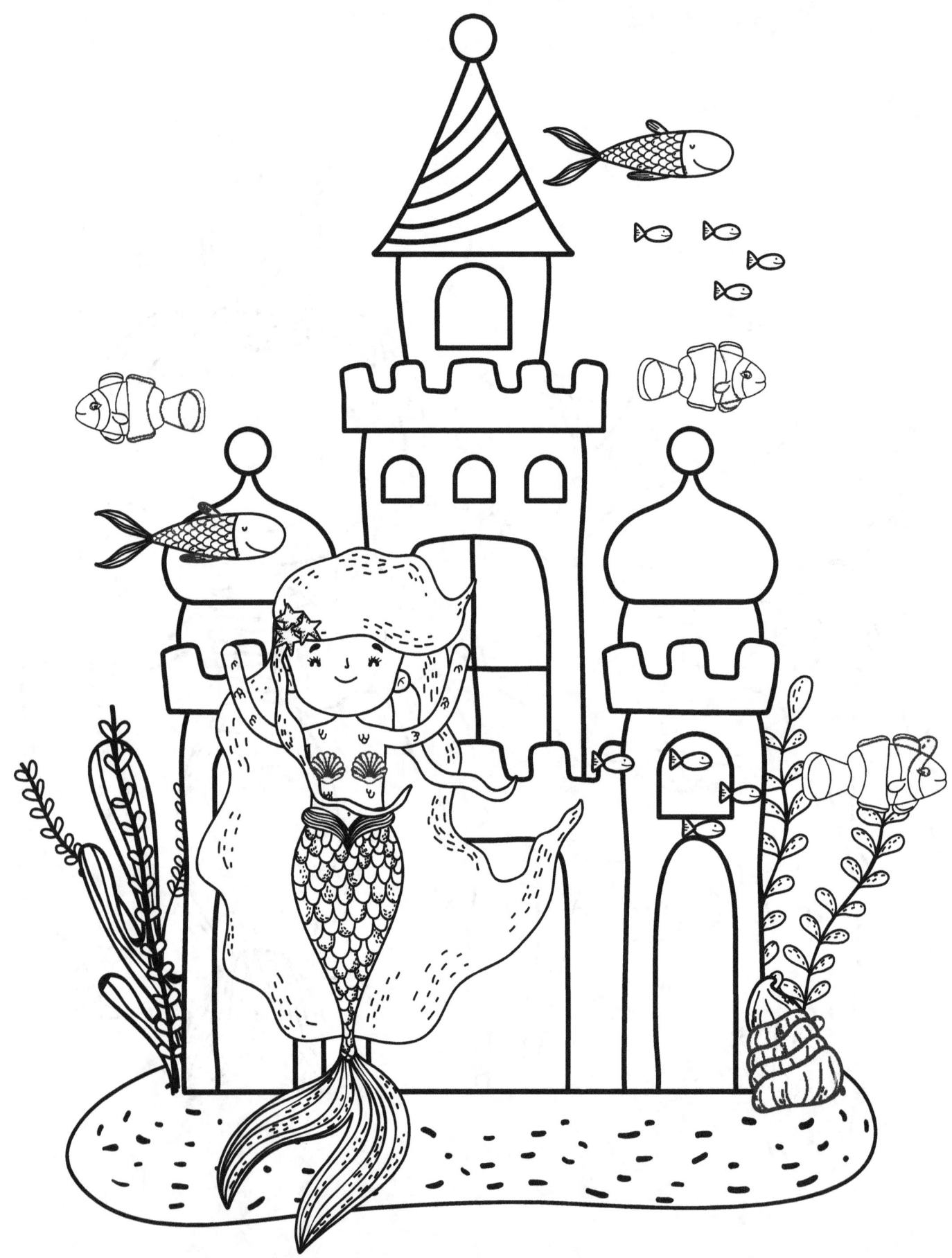

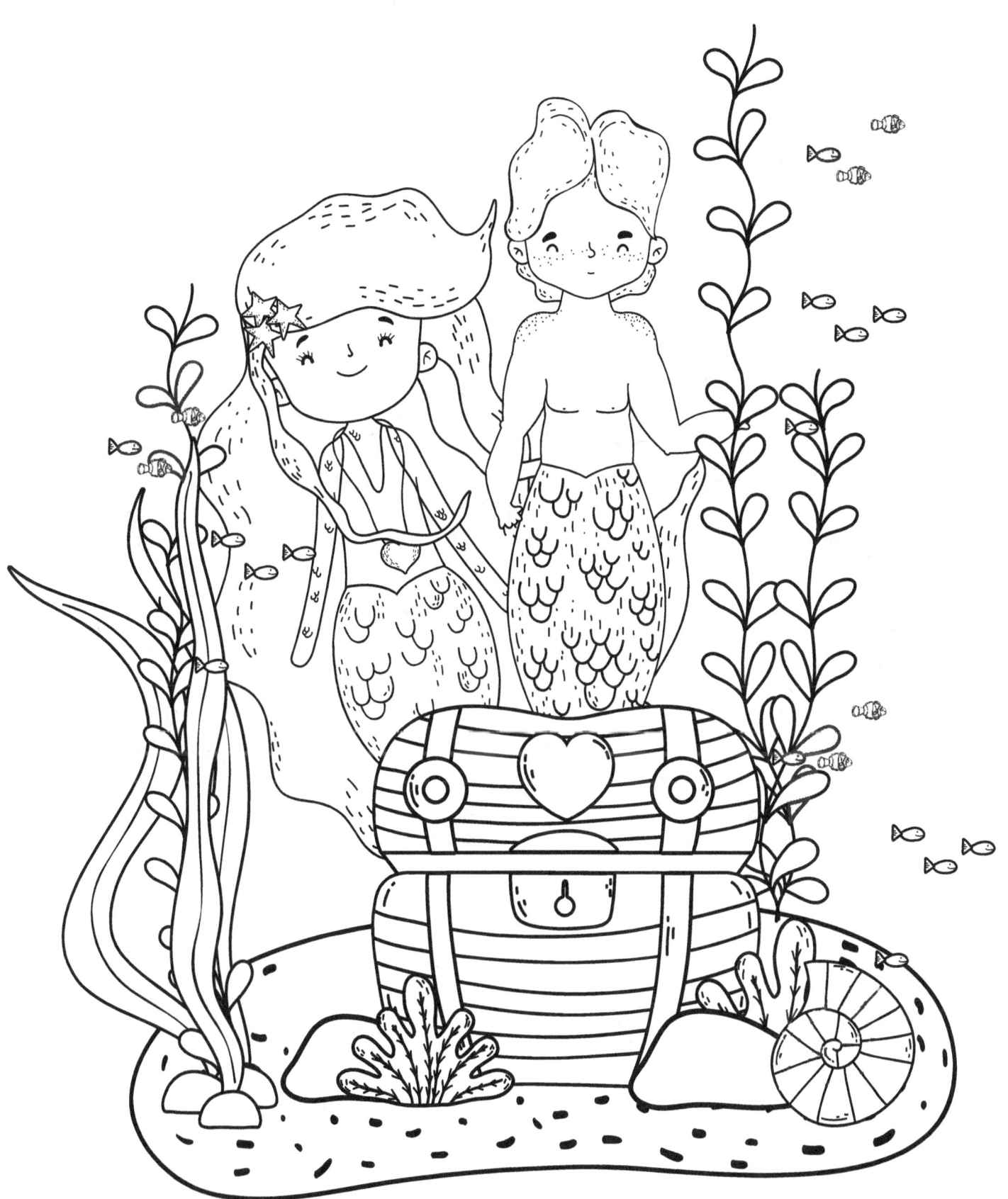

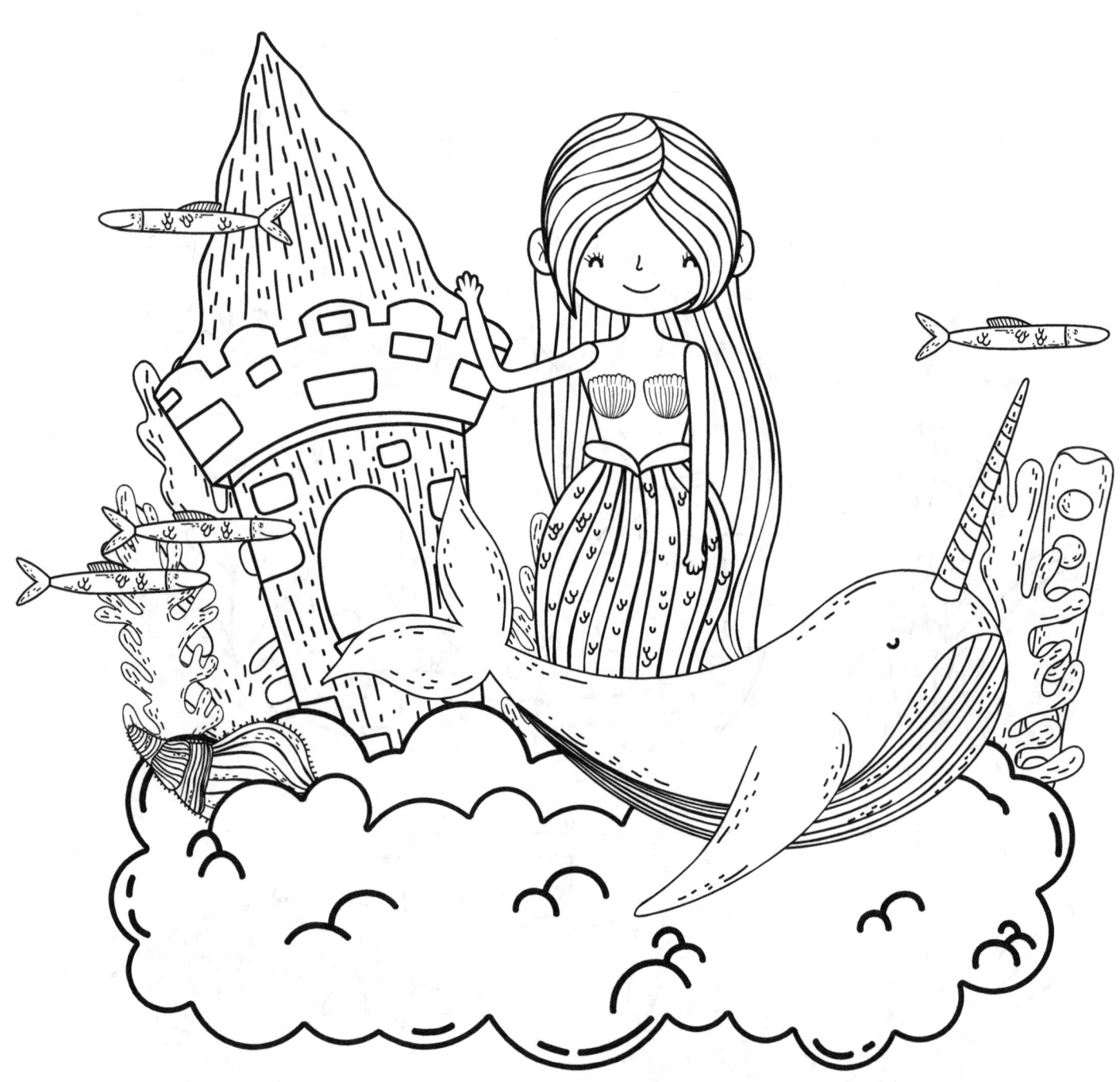

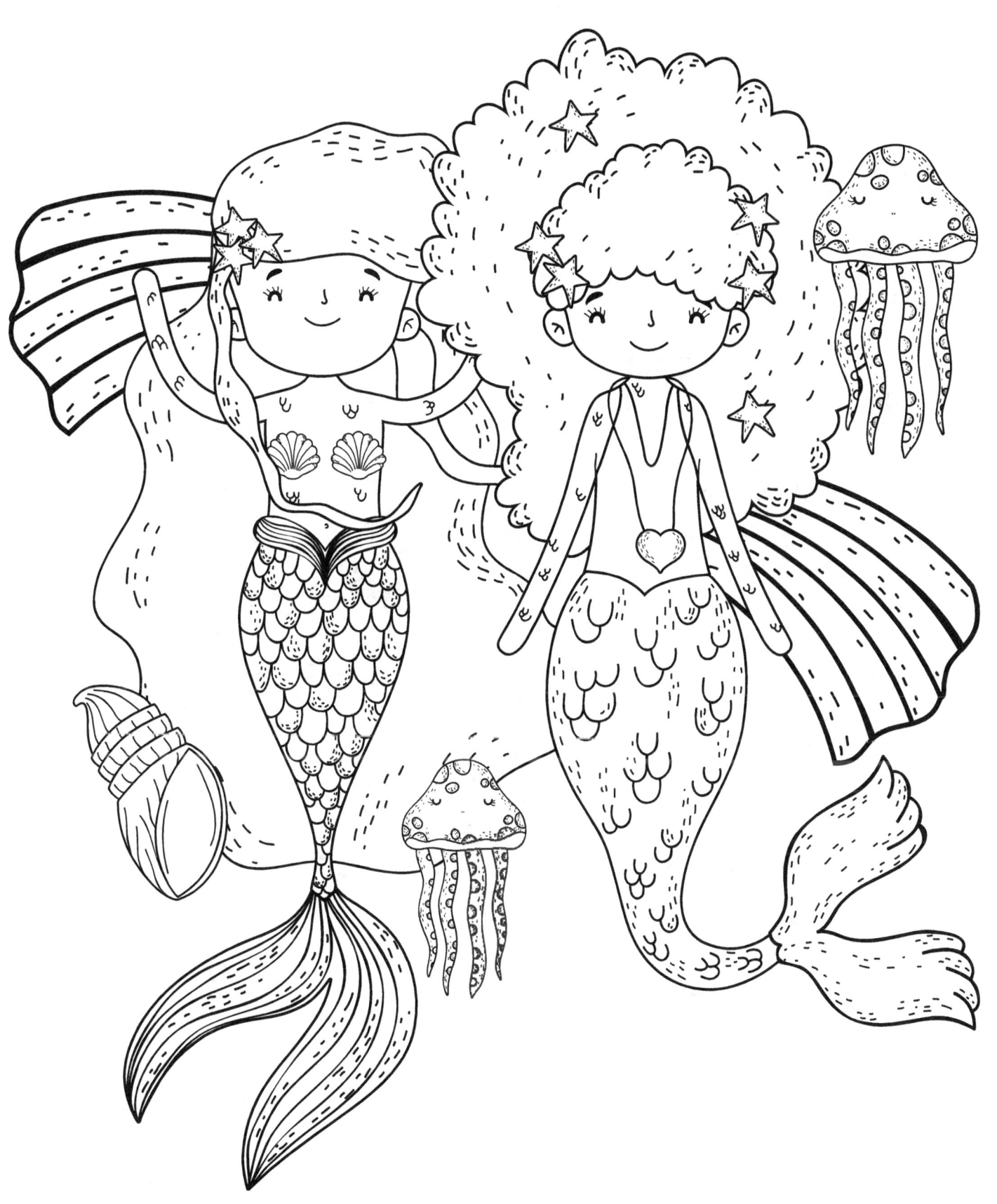

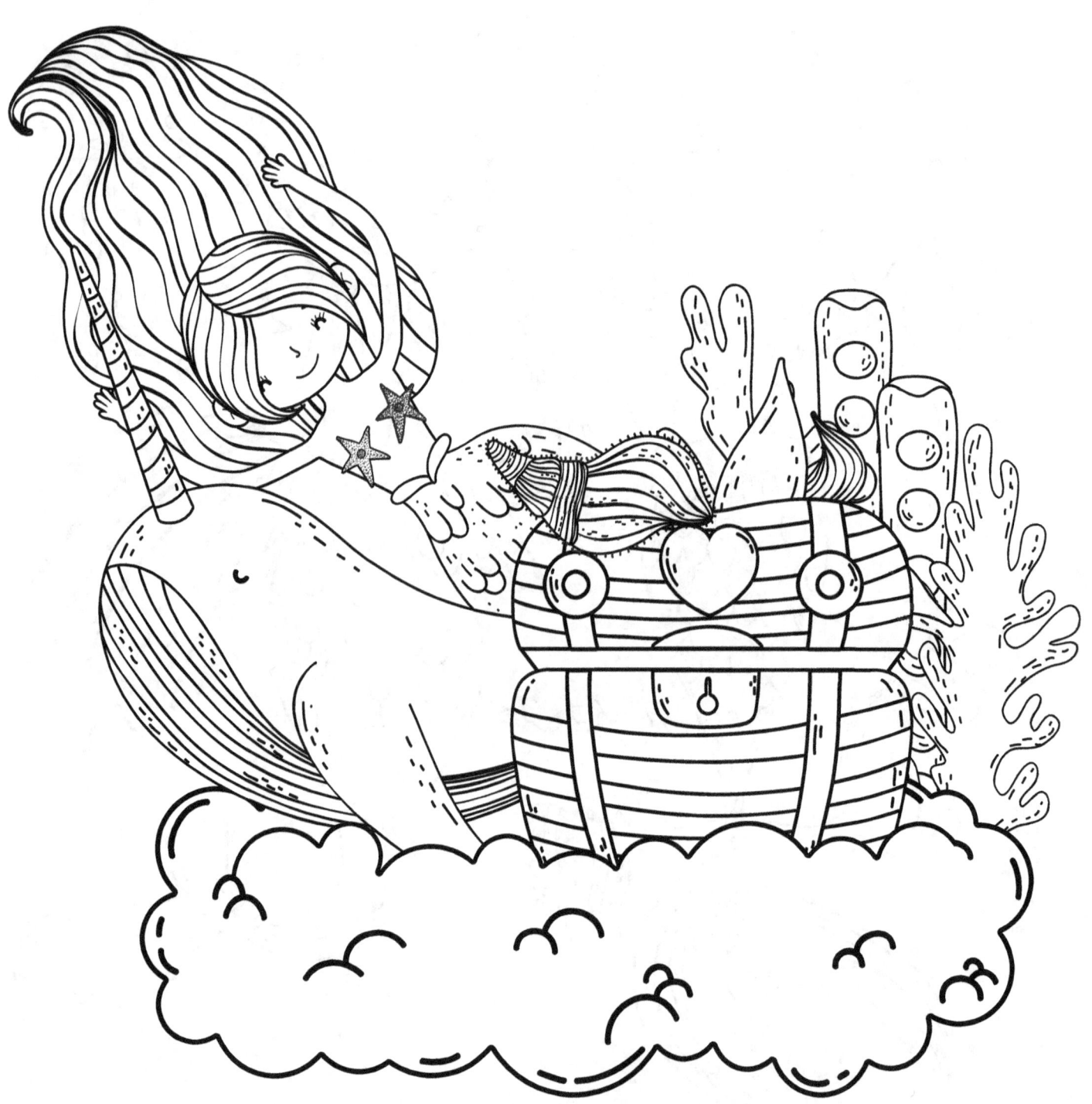

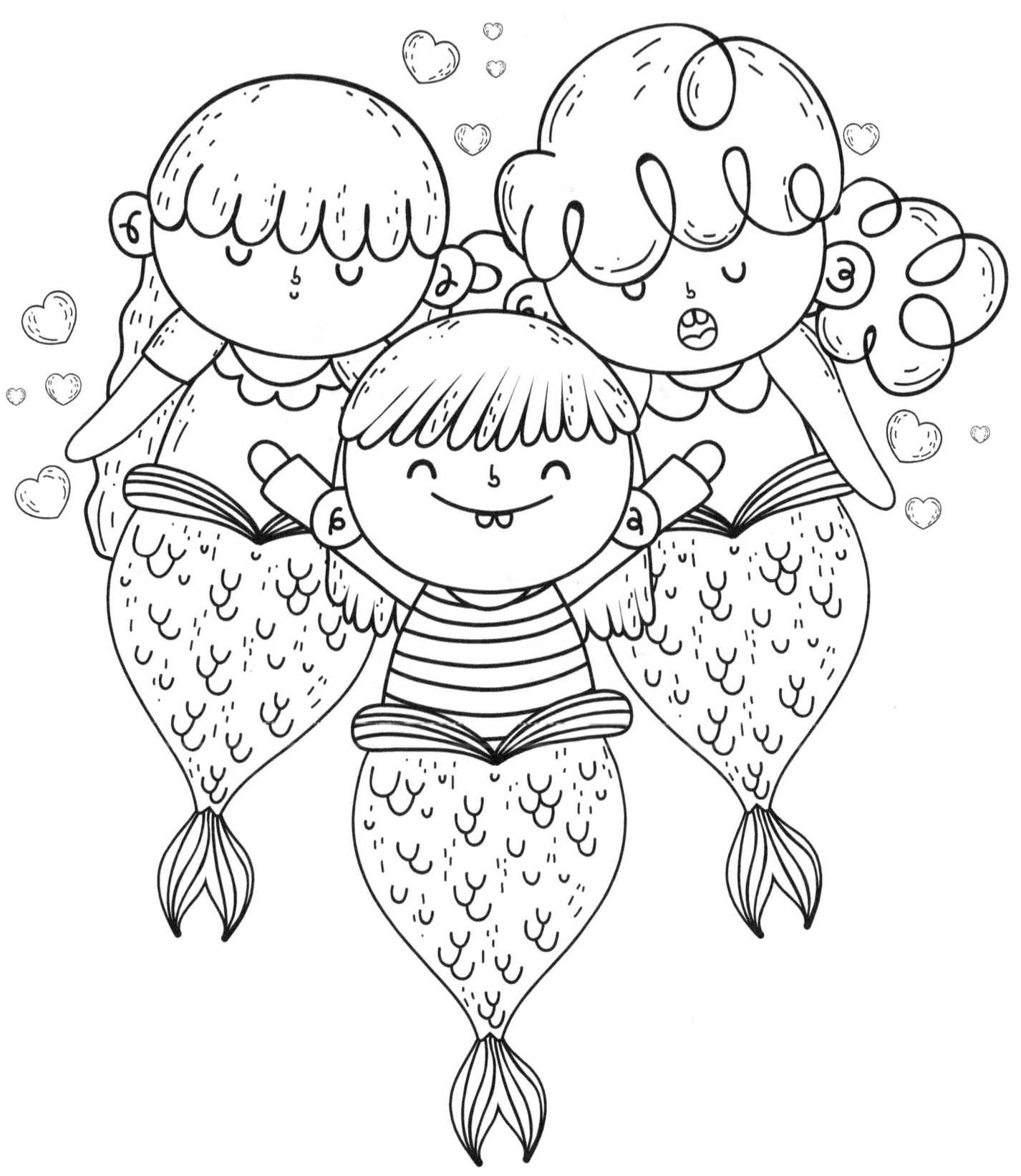

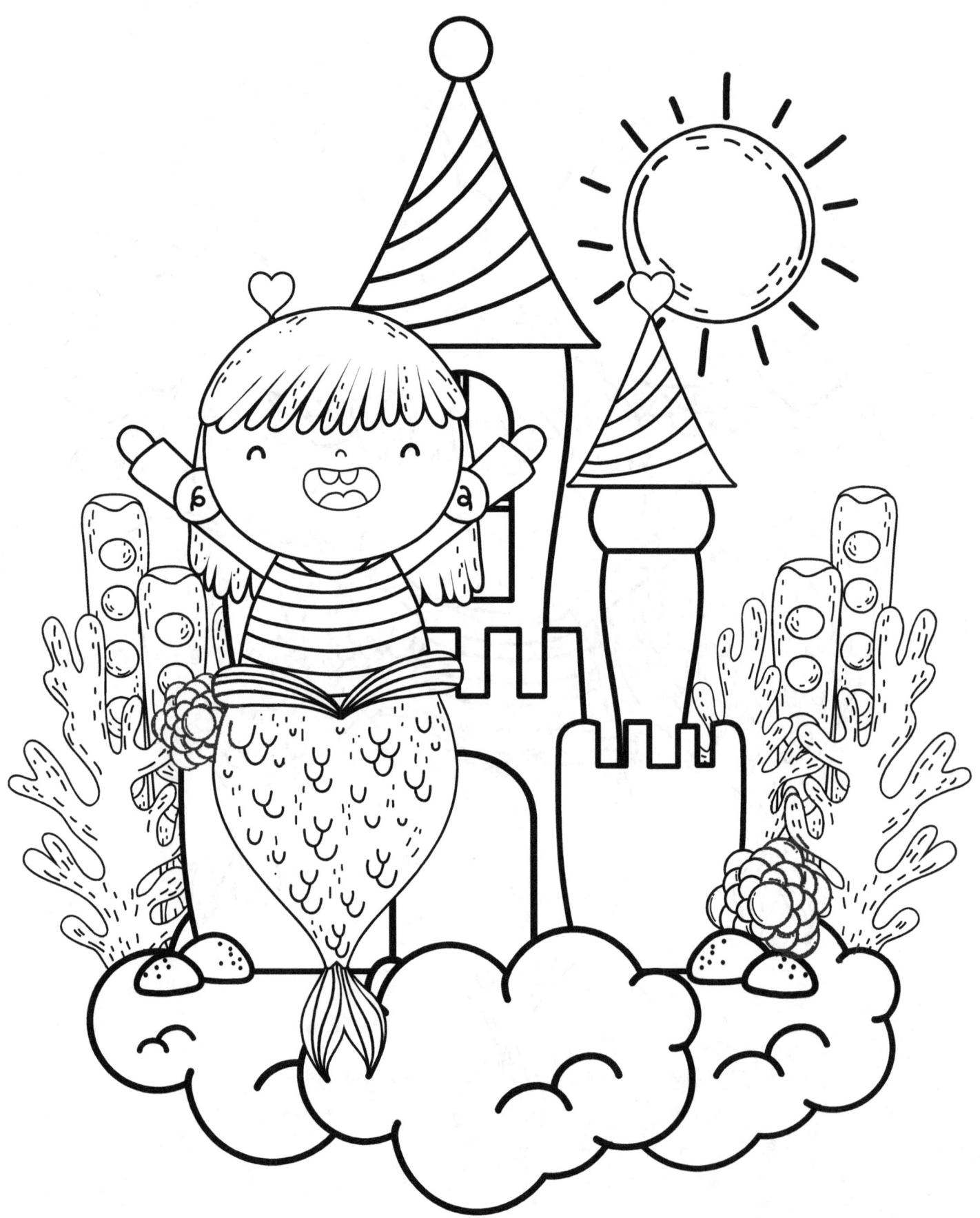

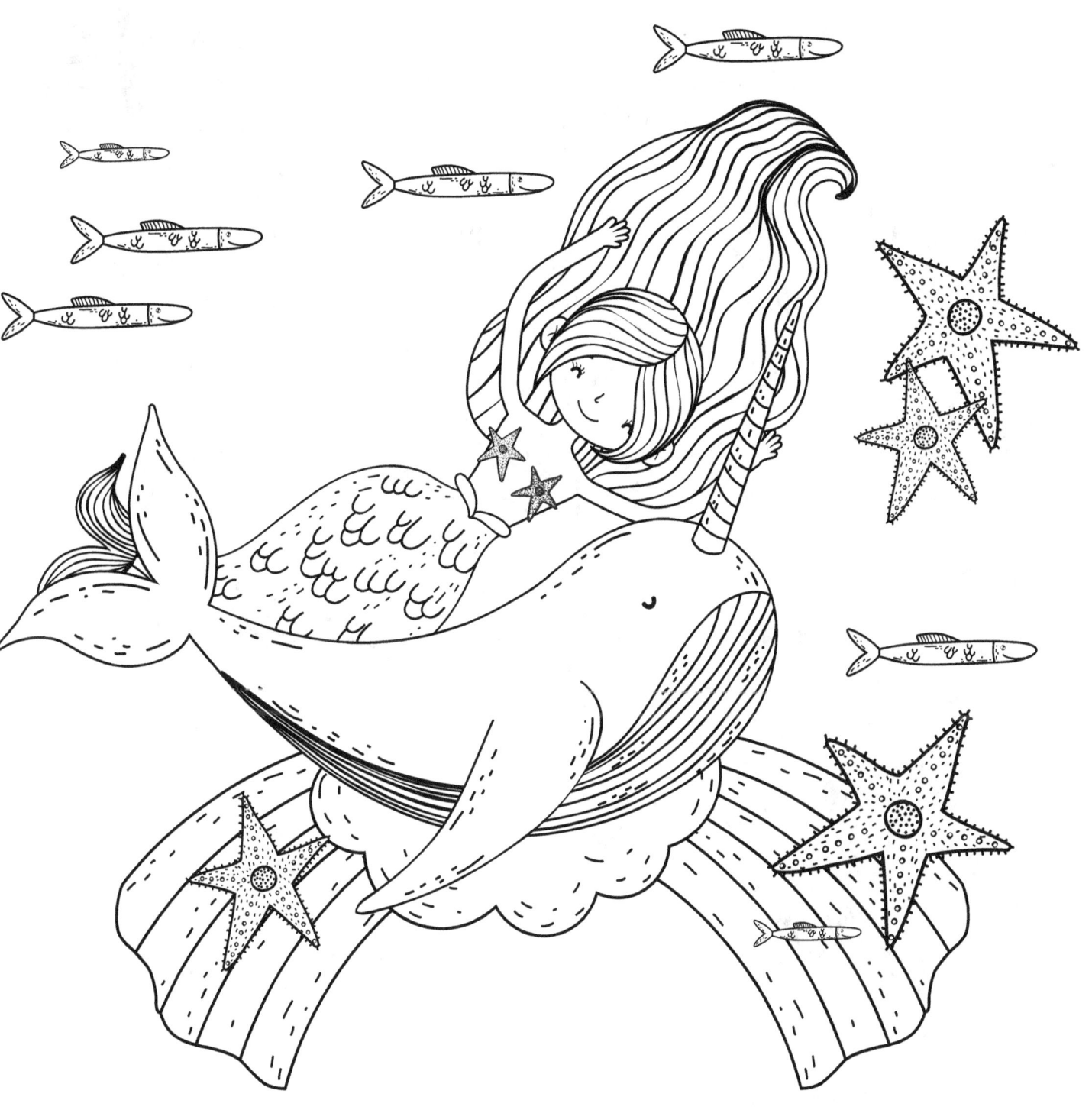

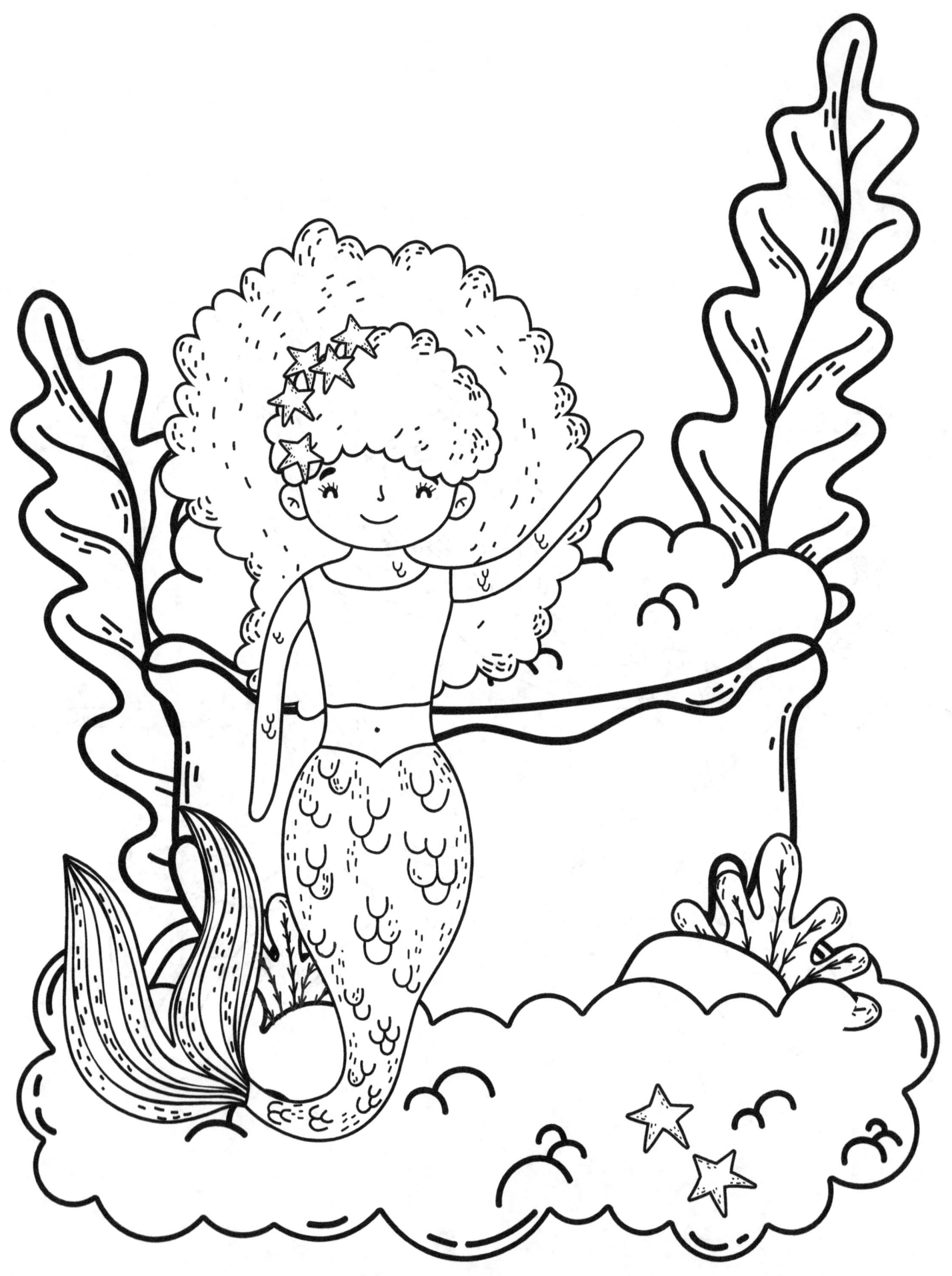

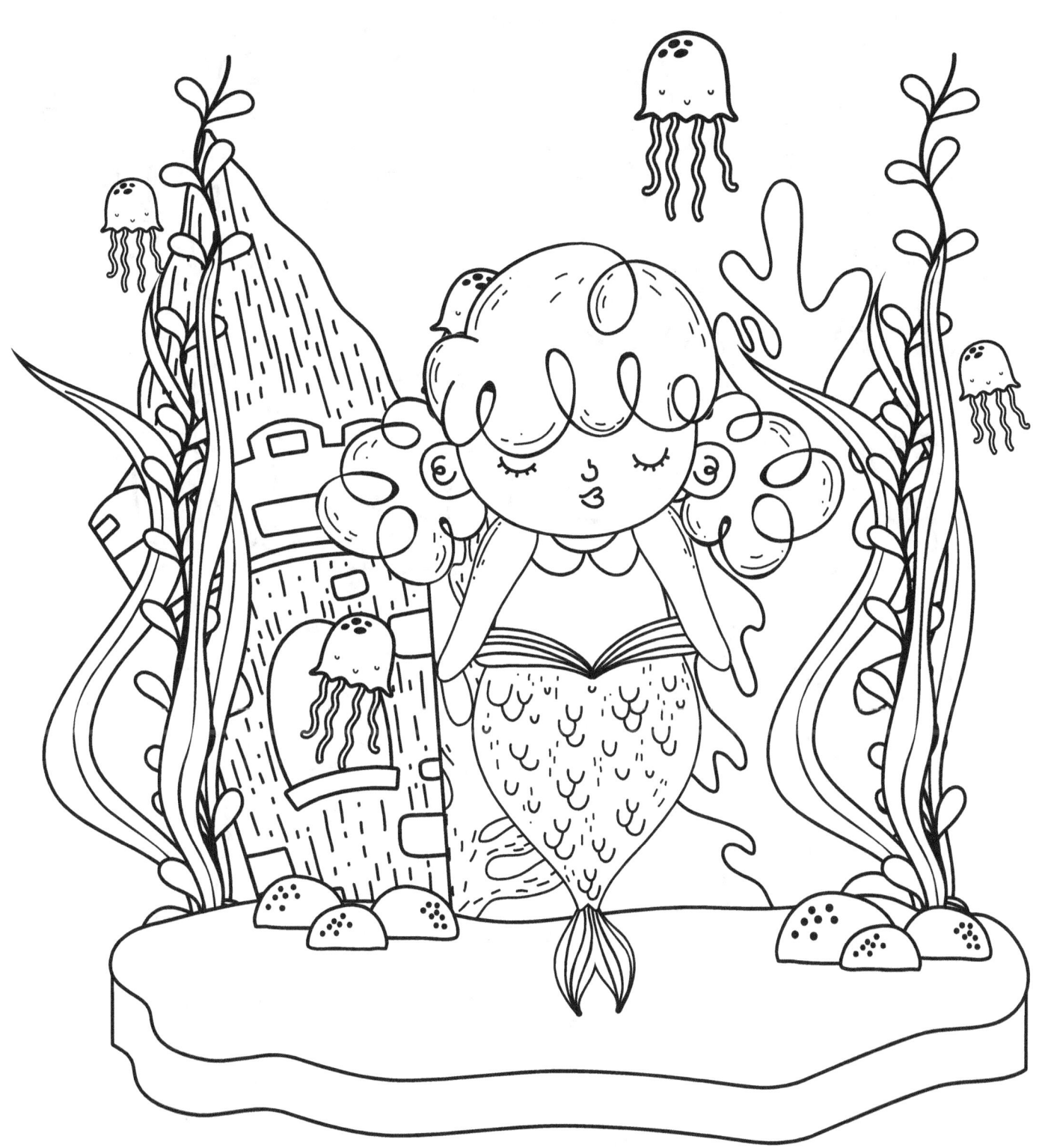

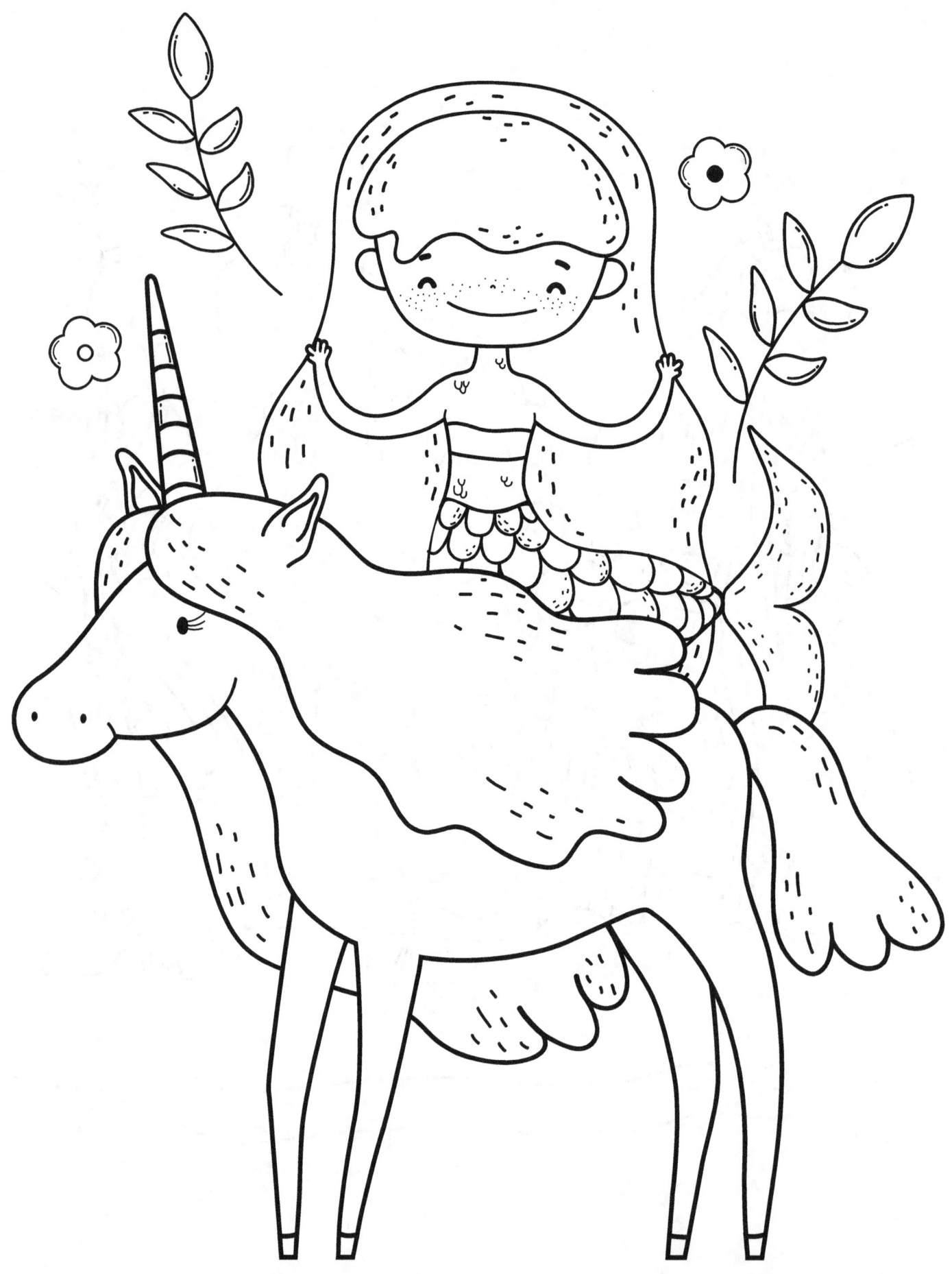

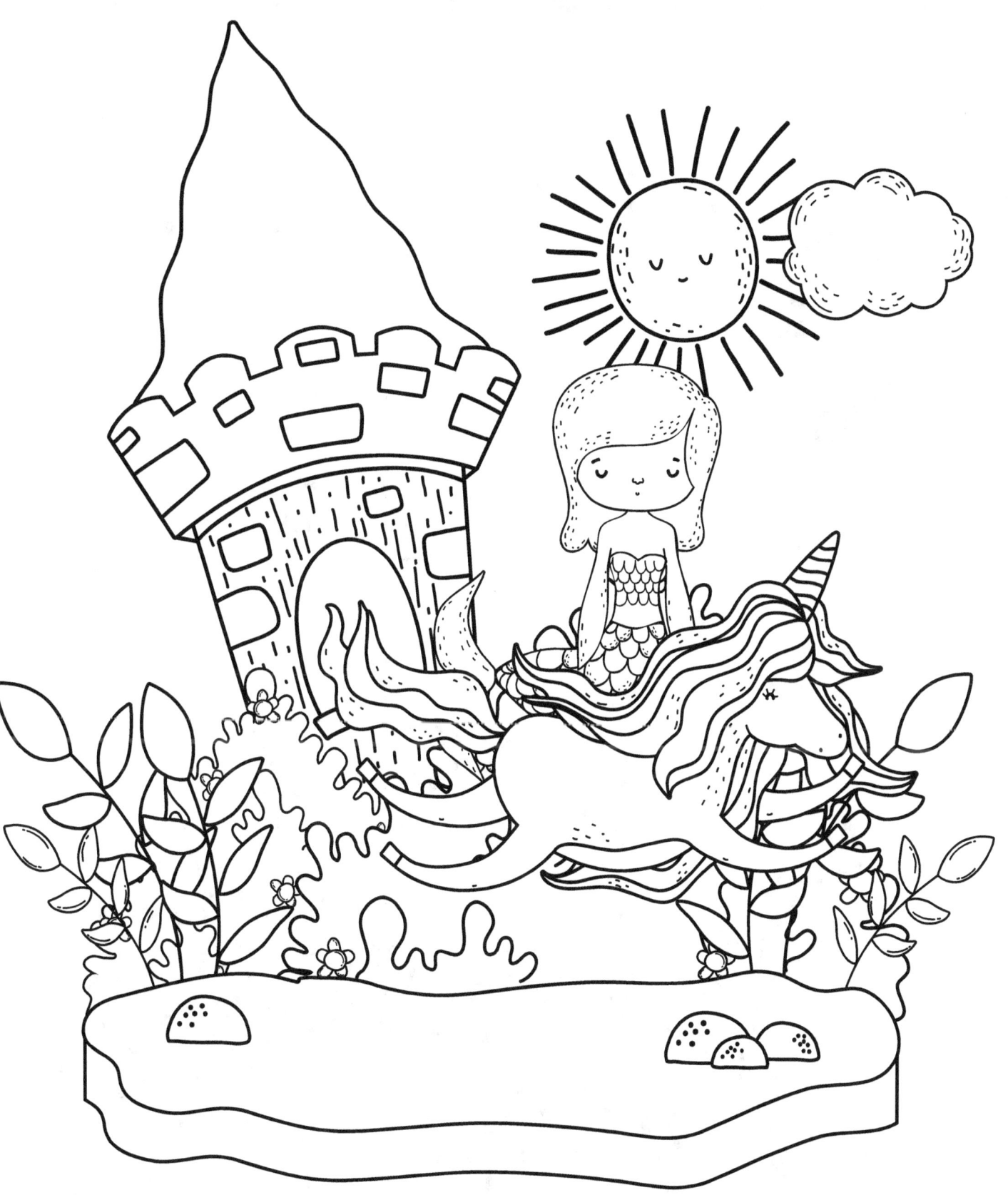

Instructions: Connect the dots from 1 to 24.

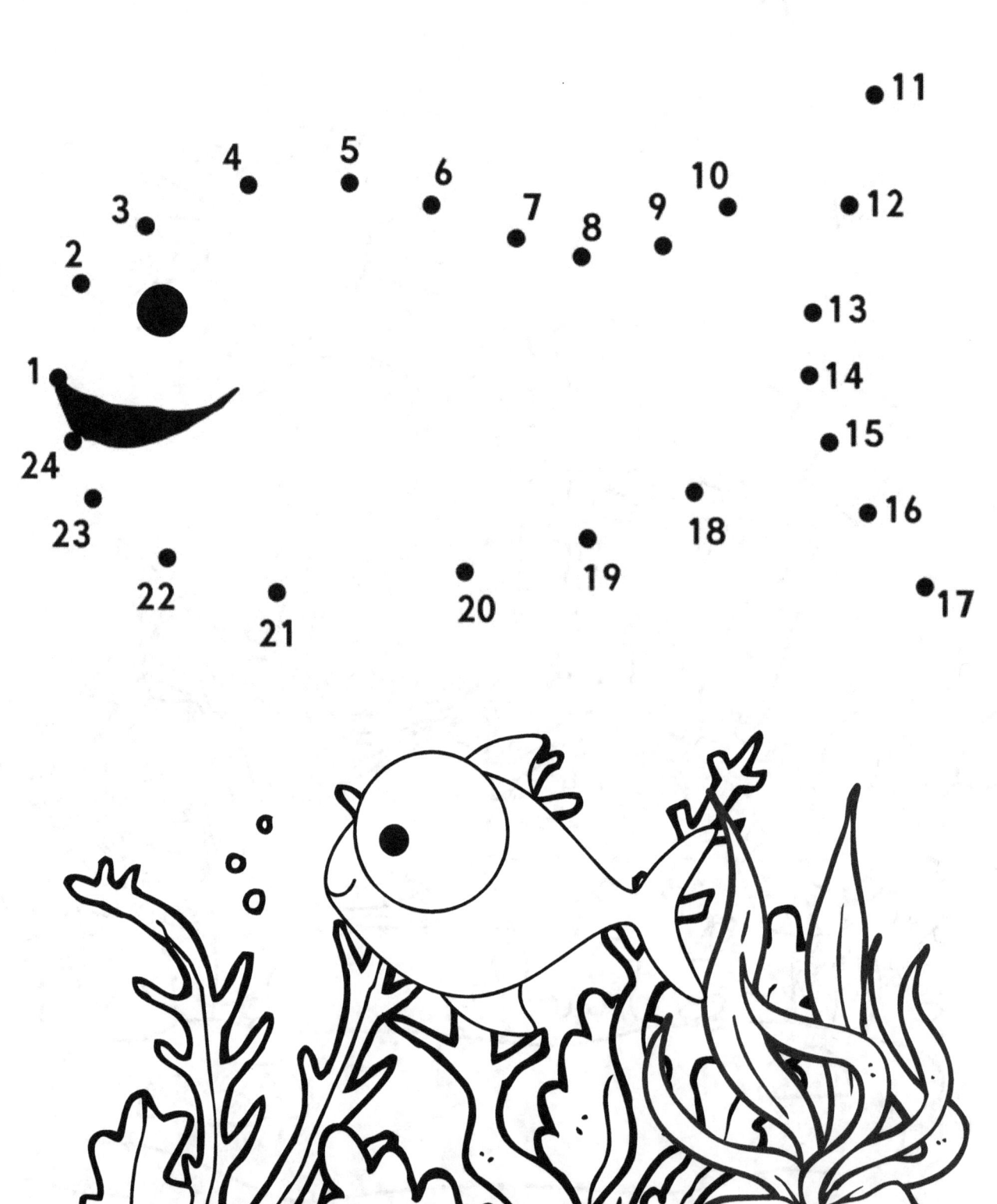

Instructions: Connect the dots from 1 to 28.

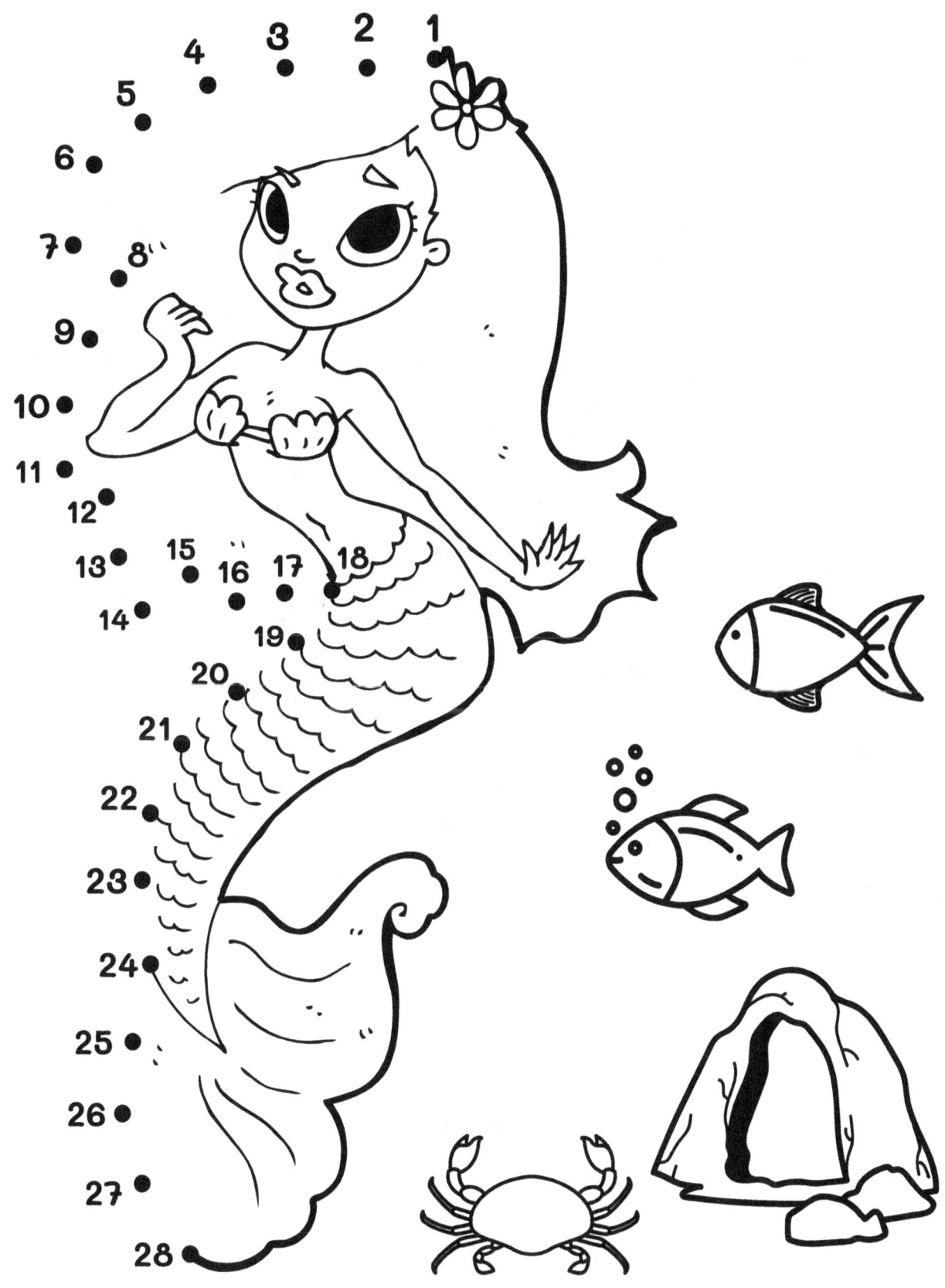

Instructions: Connect the dots from 1 to 42.

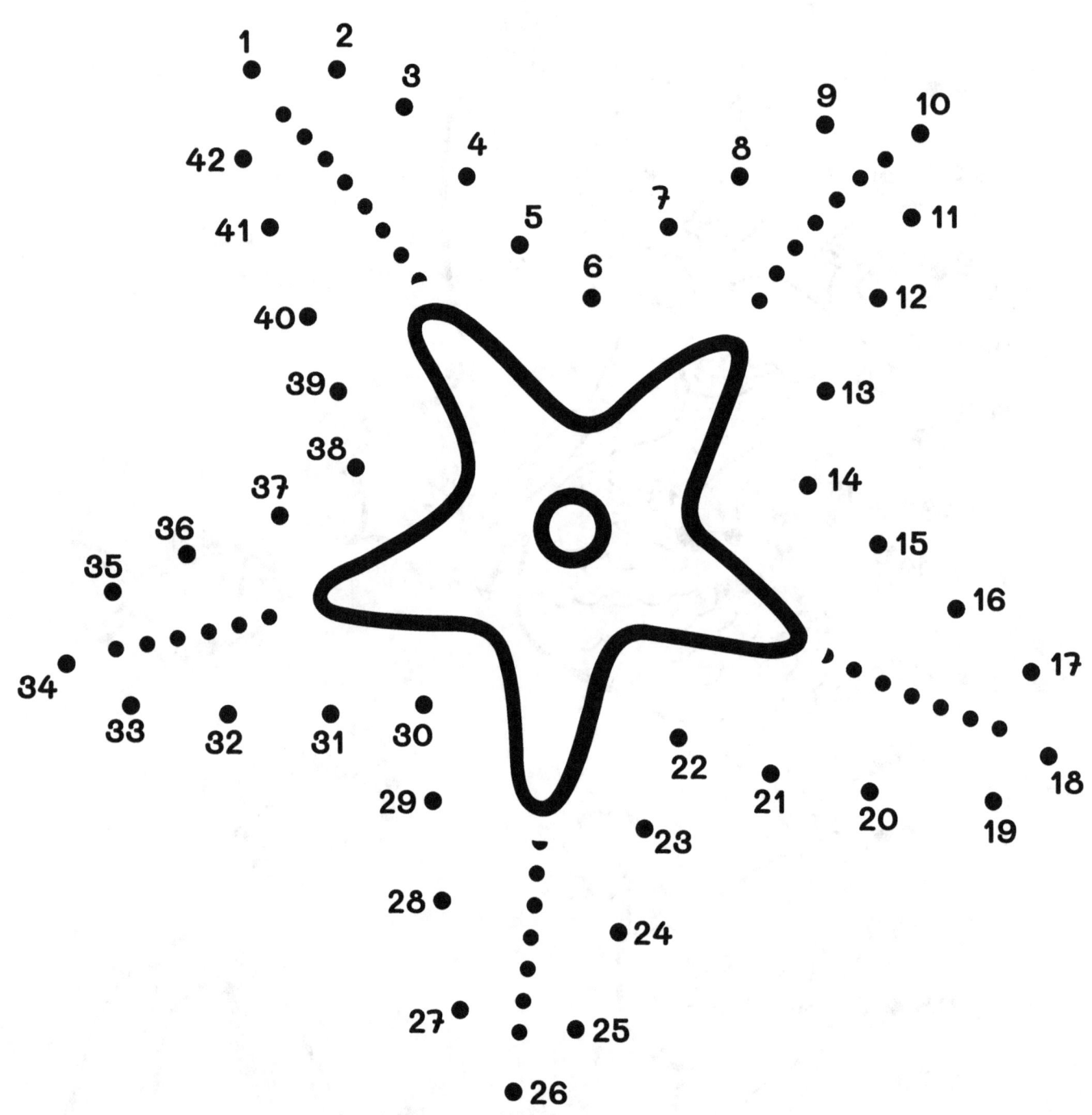

Instructions: Connect the dots from 1 to 27.

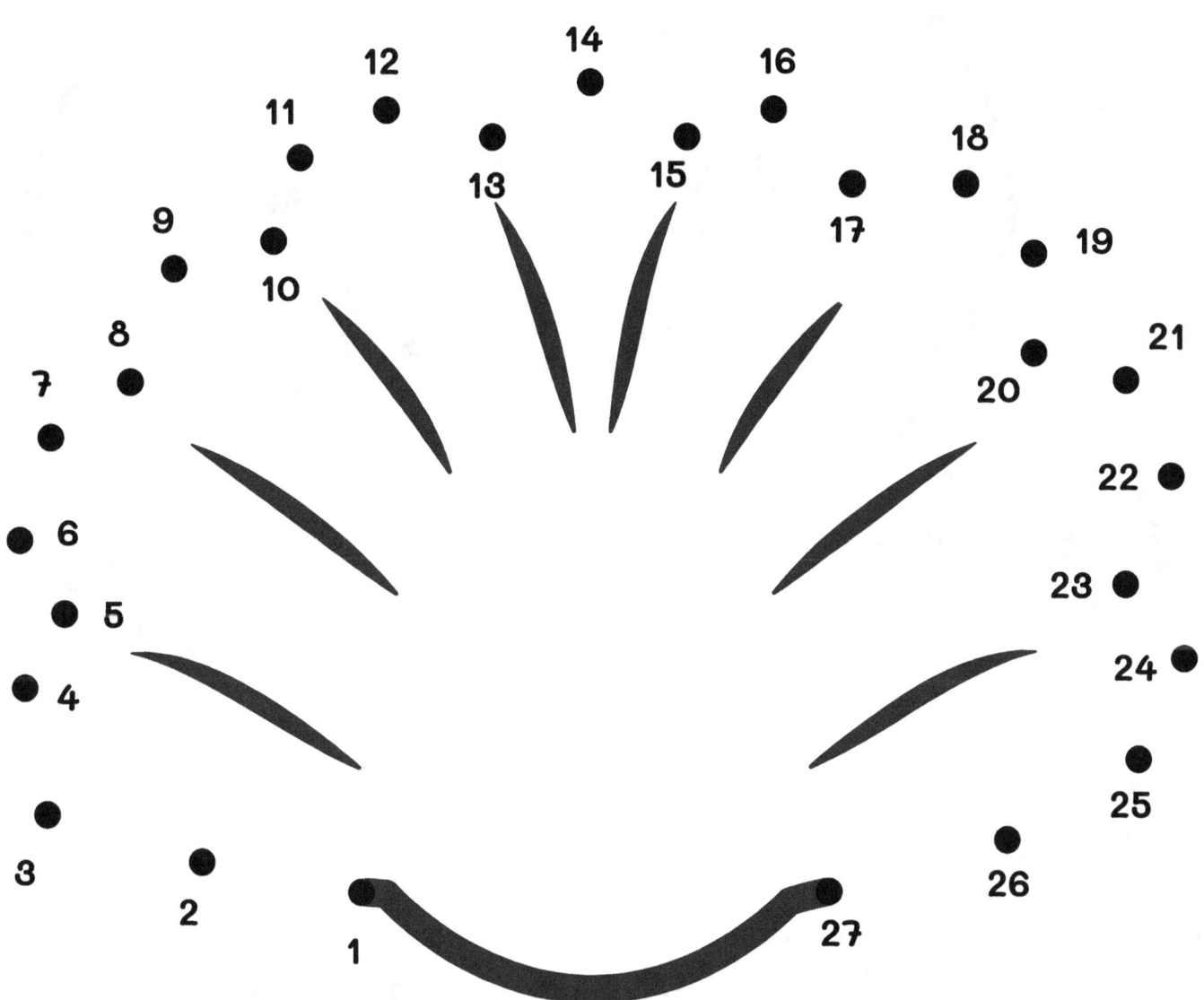

Instructions: Connect the dots from 1 to 19.

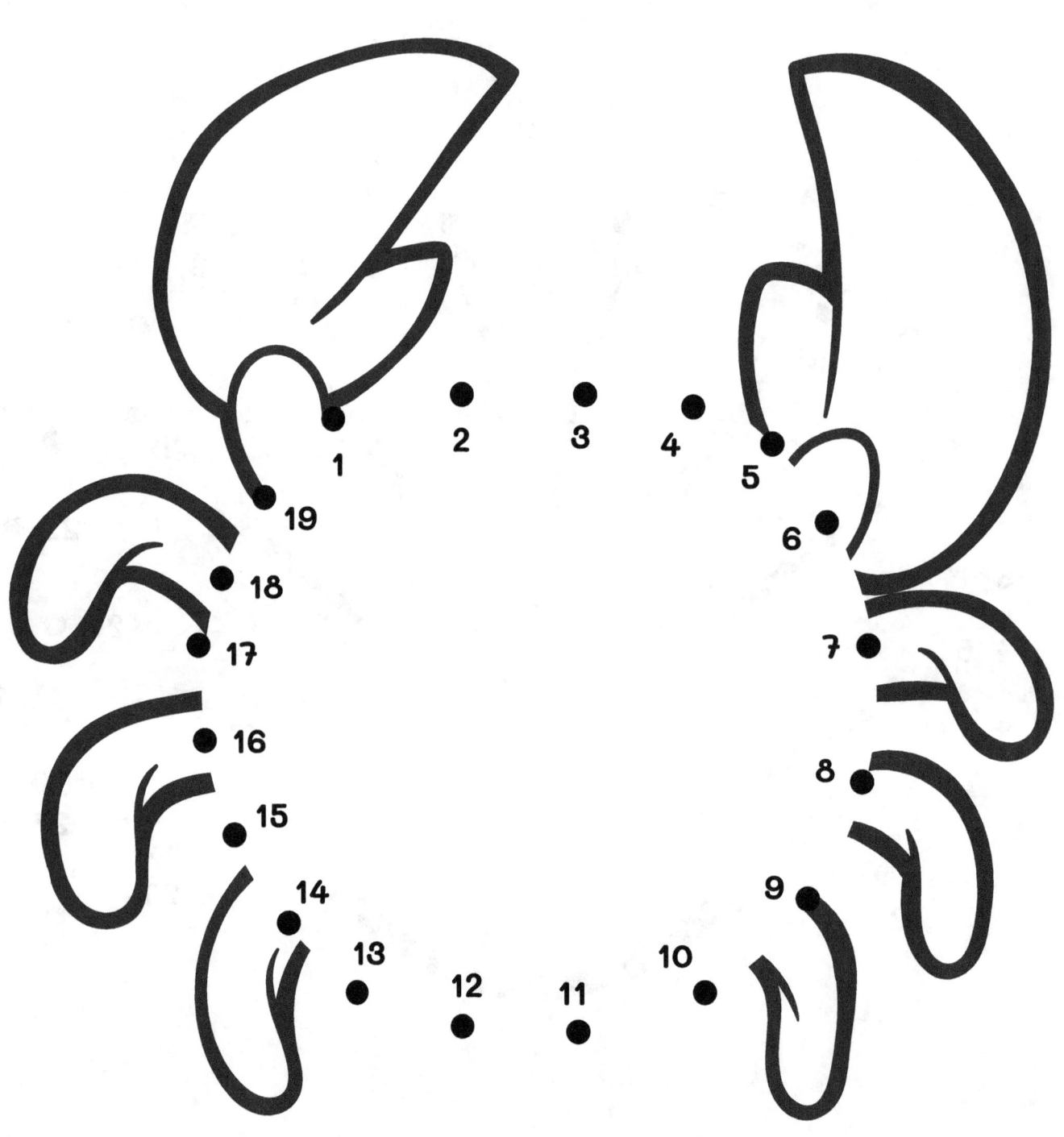

Instructions: Connect the dots from 1 to 15.

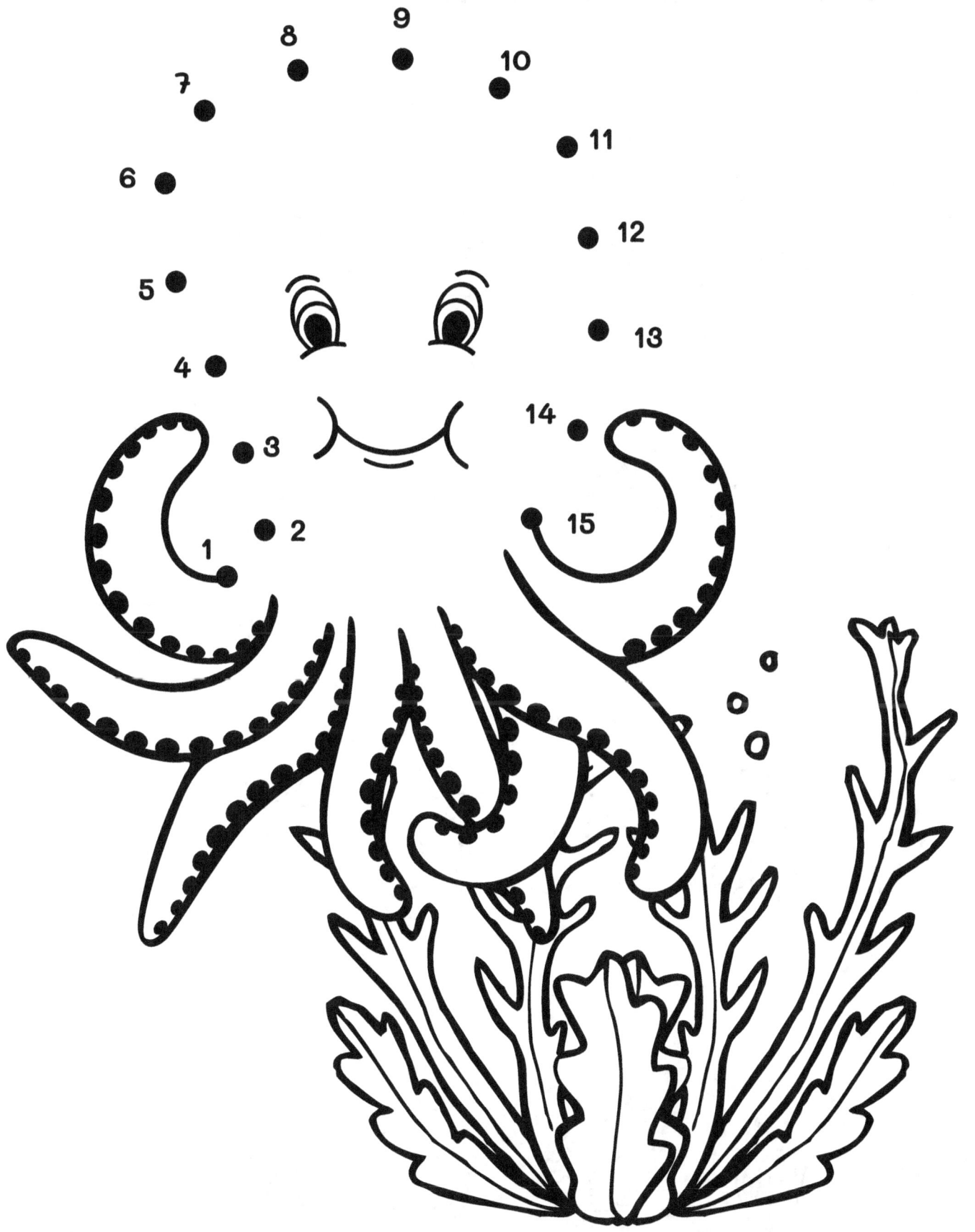

Instructions: Draw the missing shape to complete each of the patterns below.

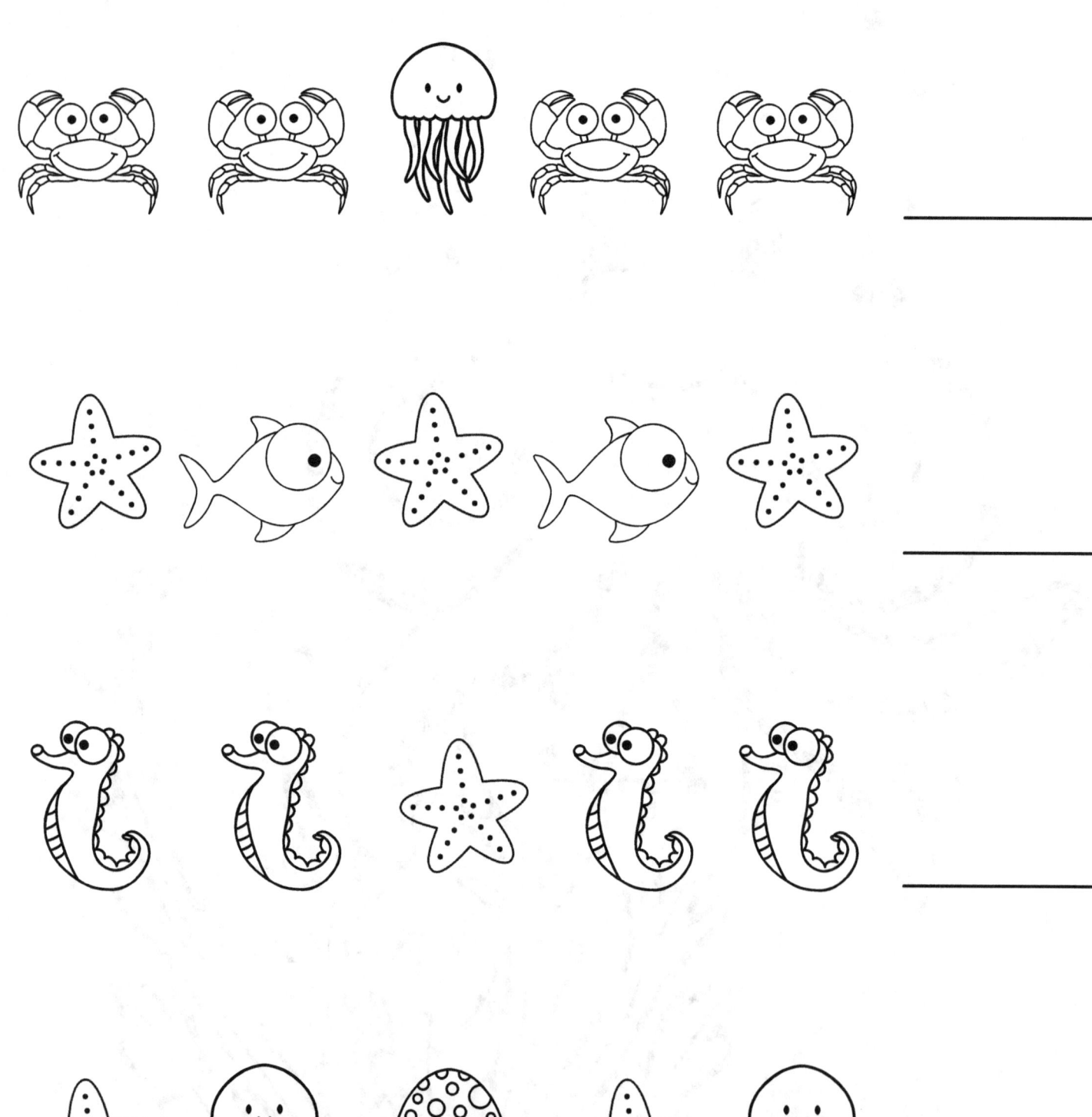

Instructions: Draw the missing shape to complete each of the patterns below.

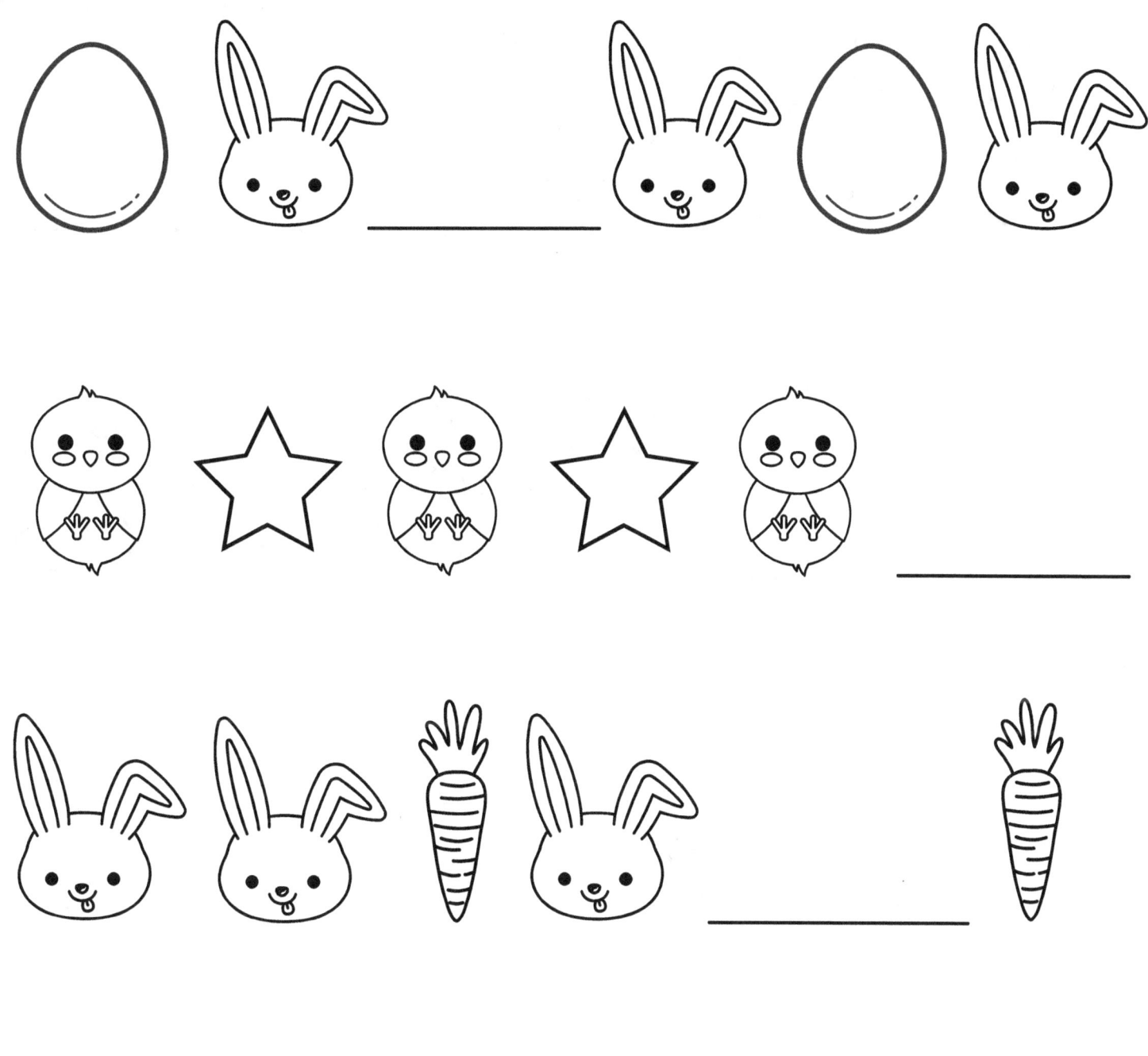

Instructions: Draw the missing shape to complete each of the patterns below.

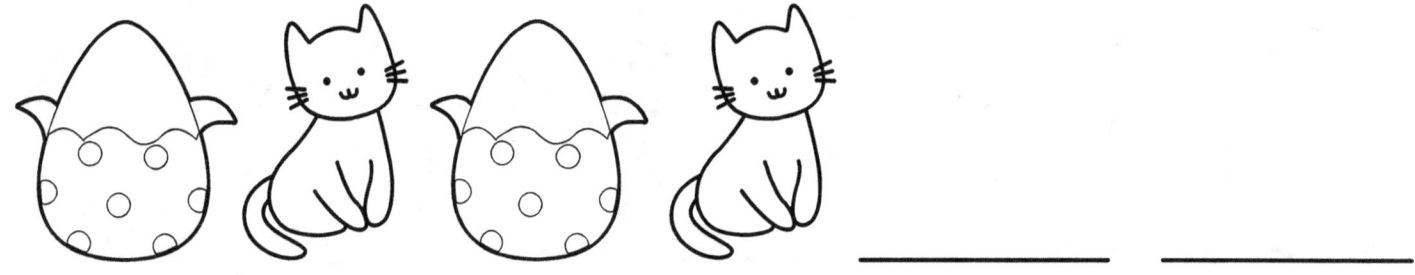

_____   _____

_____   _____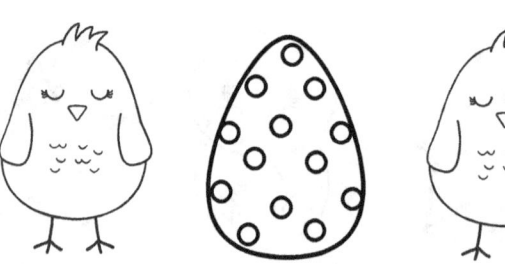

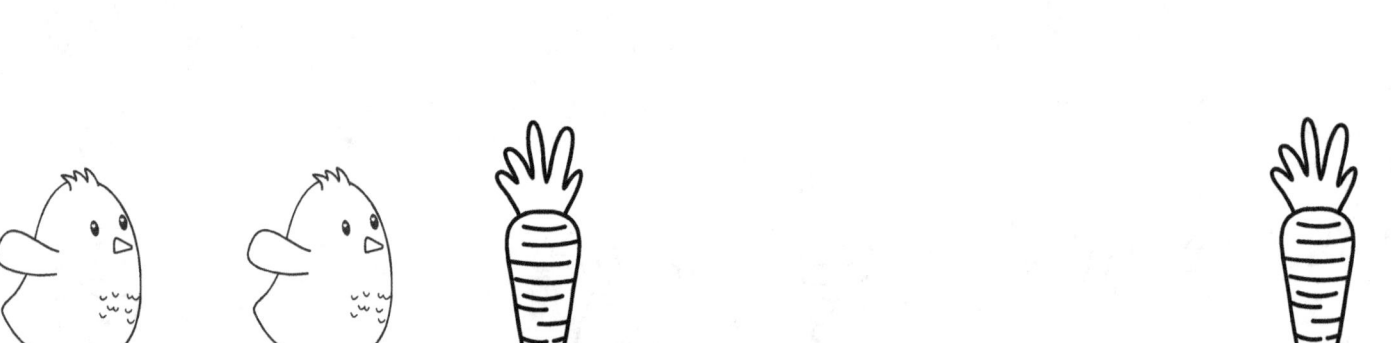

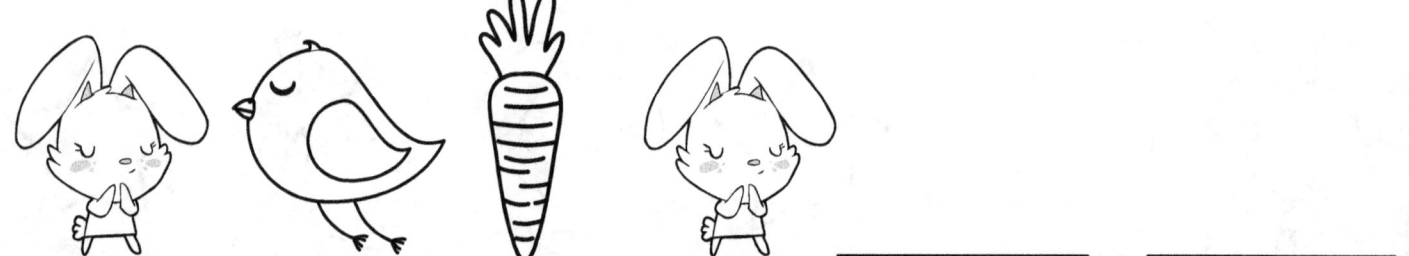

Instructions: Draw the missing shape to complete each of the patterns below.

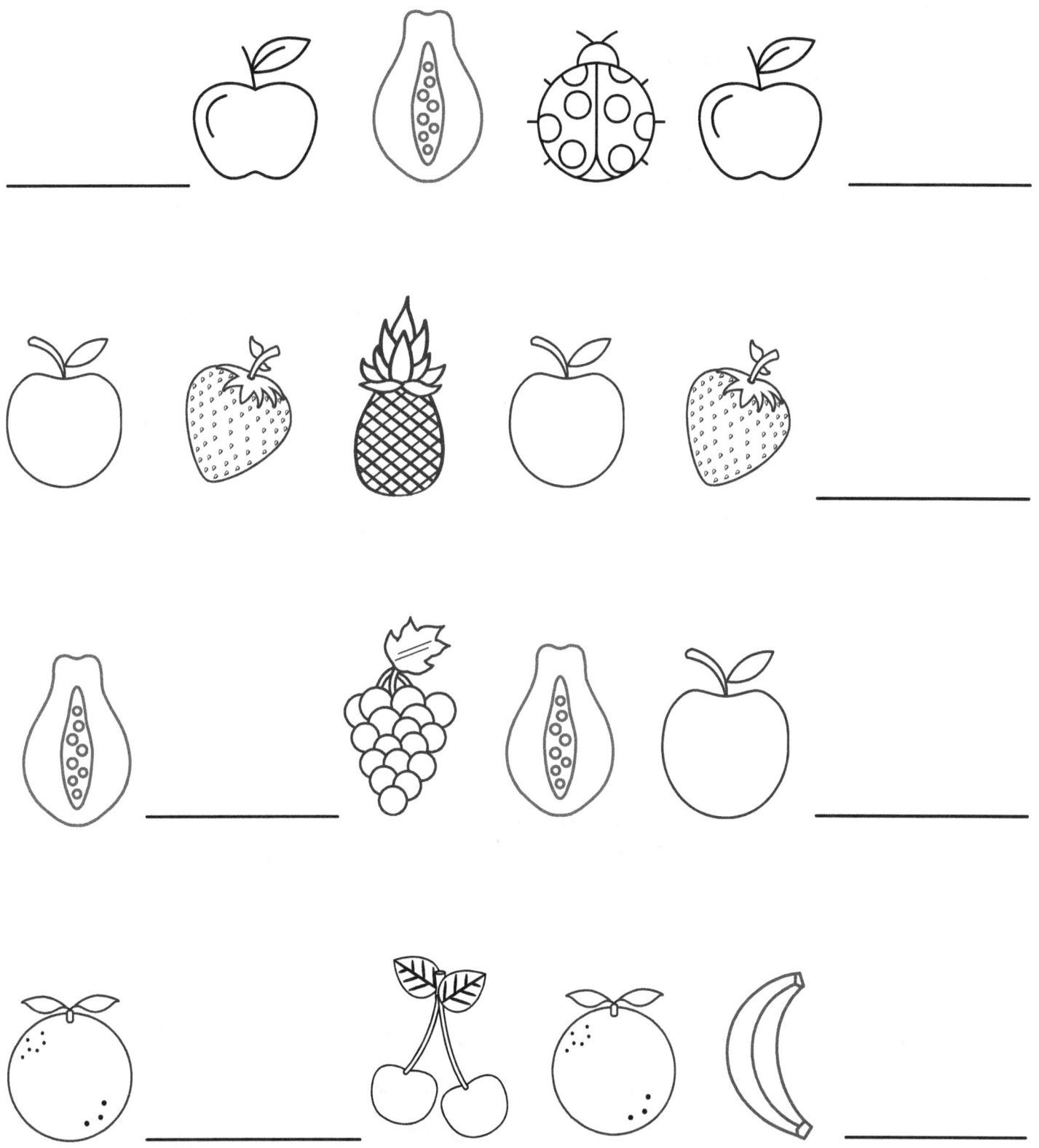

Unscramble the letters to find the words.

1. D R E M A I M _____

2. L O R C A _____

3. T E R L U T _____

4. N E C A O _____

5. D I N H P O L _____

6. L A H E W _____

7. S O Y R E T _____

8. B R A C _____

9. H E A S S E R O _____

Words List

CRAB	MERMAID	SEAHORSE
CORAL	OCEAN	TURTLE
DOLPHIN	OYSTER	WHALE

Unscramble the letters to find the words.

1. A E S _____

2. L A S T E C _____

3. L A S E _____

4. P I S H _____

5. W A E D E S E _____

6. H I S F _____

7. S R E T O B L _____

8. S K A H R _____

9. N O T E S _____

Words List

CASTLE	SEAL	SEA
FISH	SEAWEED	SHIP
LOBSTER	STONE	SHARK

Unscramble the letters to find the words.

1. N U S E A D   _____

2. L E A W F F   _____

3. P I L L P O O L   _____

4. F I R T E L   _____

5. T E R Z P E L   _____

6. L E Y L J   _____

7. T O N U D   _____

8. C H E T K S   _____

9. R A M A C O N   _____

Words List

DONUT	MACARON	SKETCH
JELLY	PRETZEL	TRIFLE
LOLLIPOP	SUNDAE	WAFFLE

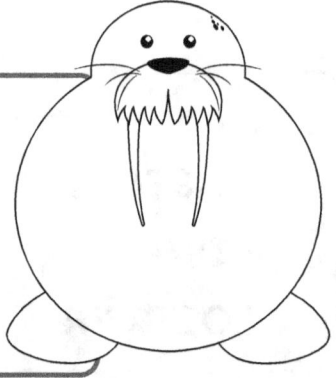

Unscramble the letters to find the words.

1. g i n s   _____

2. e r i w t   _____

3. t e a   _____

4. l y f   _____

5. p u m j   _____

6. m i s w   _____

7. k a w l   _____

8. t i s l e n   _____

9. k i r d n   _____

Words List

eat	jump	swim
drink	listen	walk
fly	sing	write

Unscramble the letters to find the words.

1. m o h e   _____

2. t i p u l   _____

3. n e h   _____

4. n i k p   _____

5. d e e s s   _____

6. w o l e l y   _____

7. k a l c b   _____

8. y o n m d a   _____

9. t a s k e b   _____

Words List

basket	home	seeds
black	monday	tulip
hen	pink	yellow

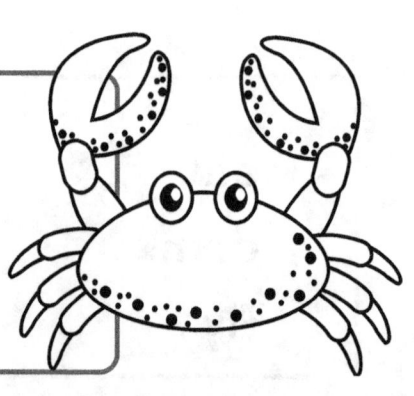

Unscramble the letters to find the words.

1. s e n t _____

2. m a g e _____

3. d i h e _____

4. r o g a e n _____

5. n a n b a a _____

6. y p a a a p _____

7. l e a p p _____

8. d y n c a _____

9. s a r g s _____

Words List

apple	game	nest
banana	grass	orange
candy	hide	papaya

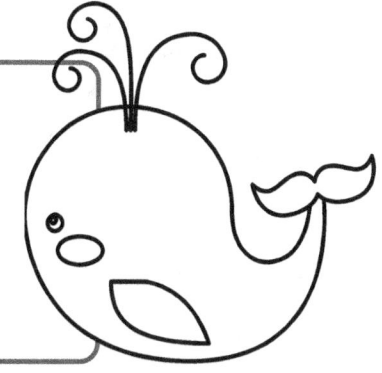

Find the 10 differences between the two pictures.

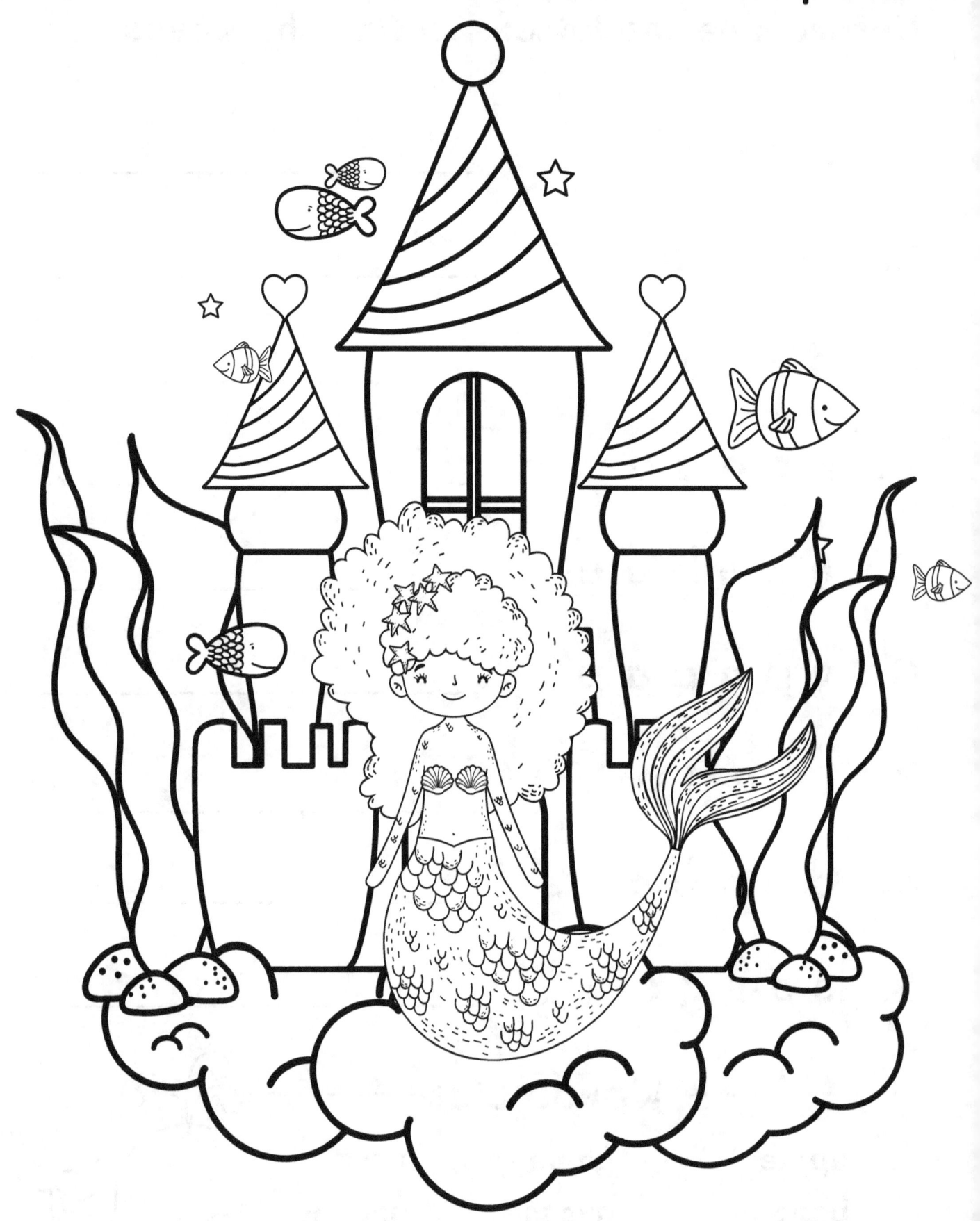

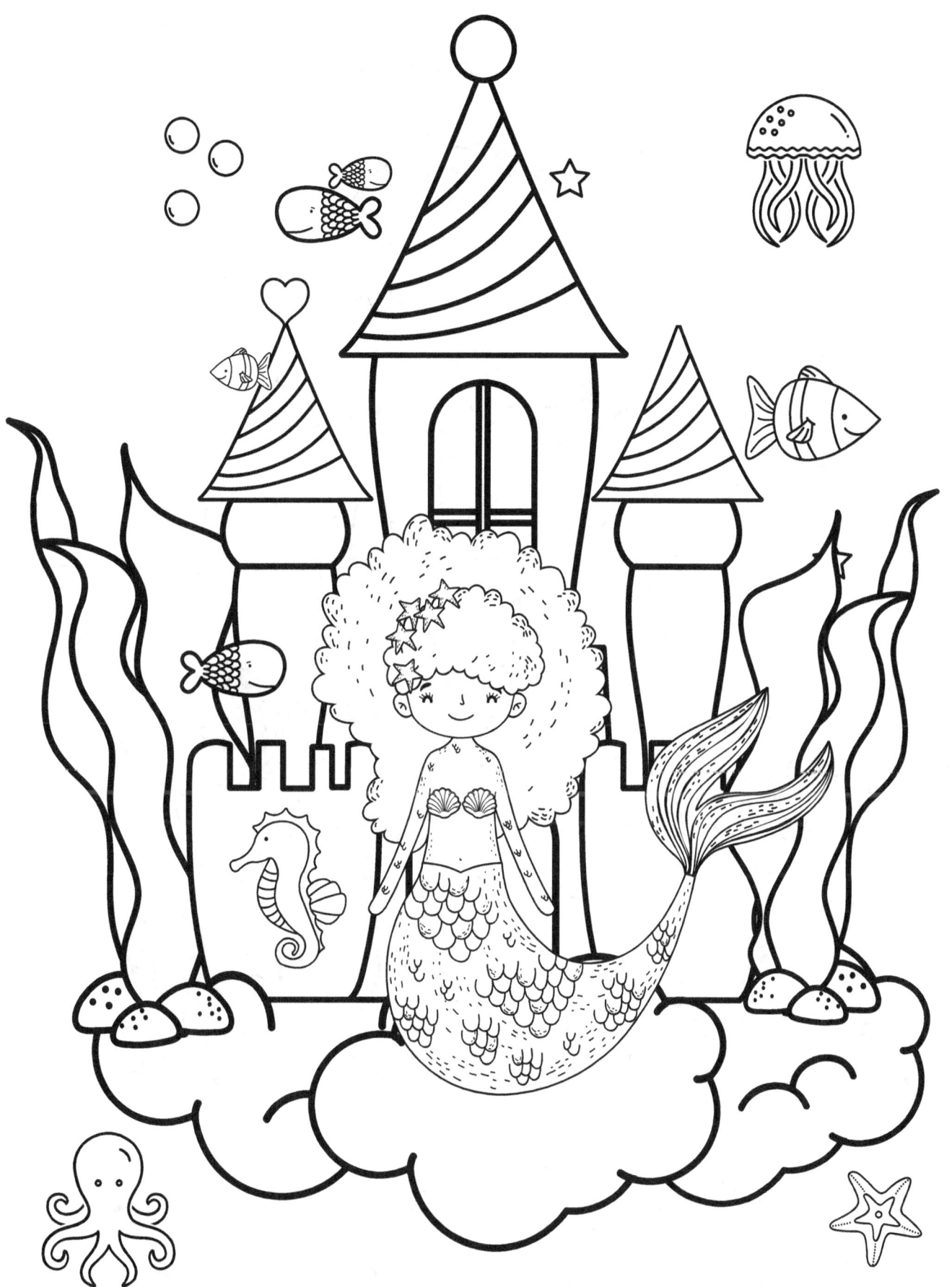

Find the 10 differences between the two pictures.

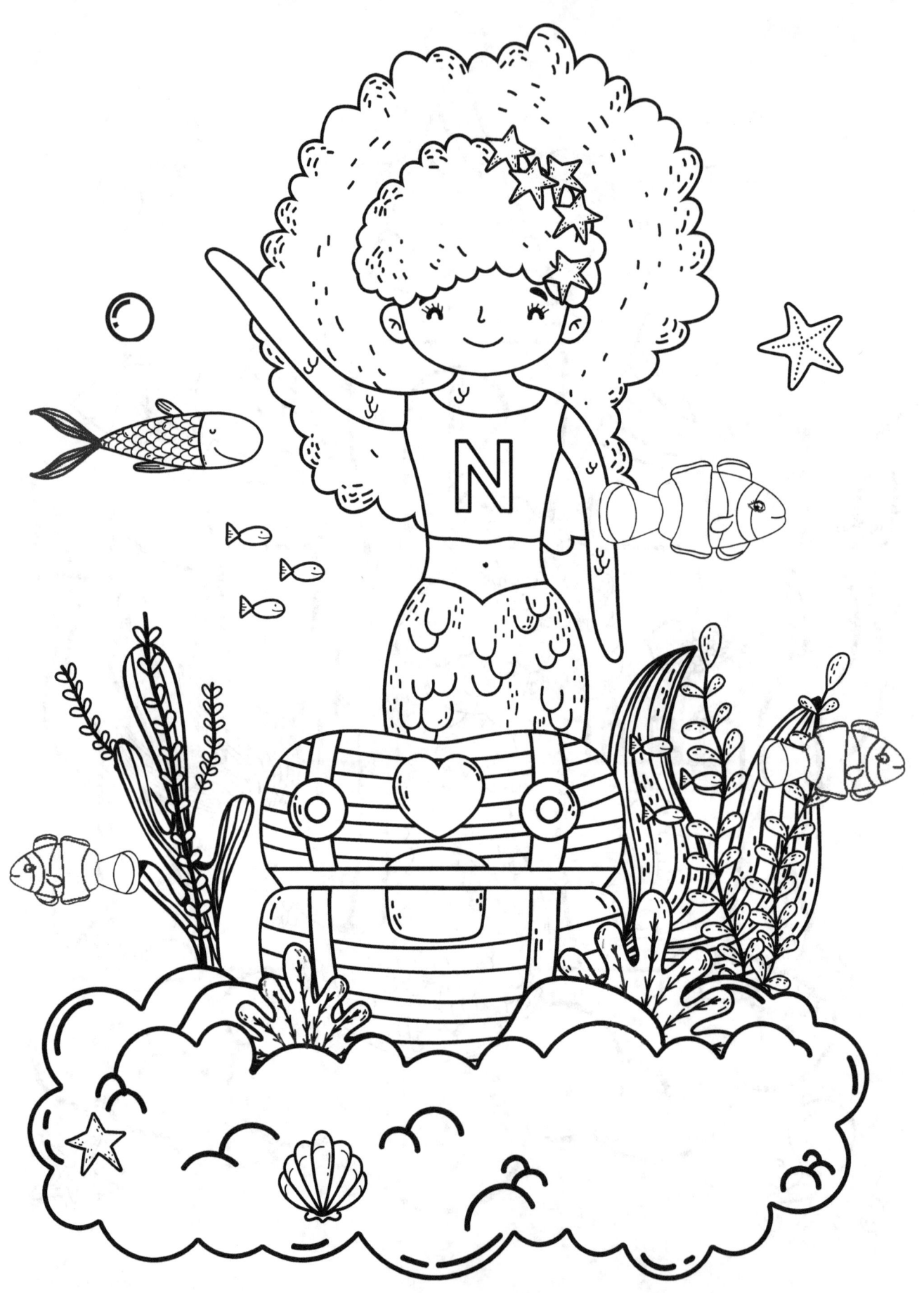

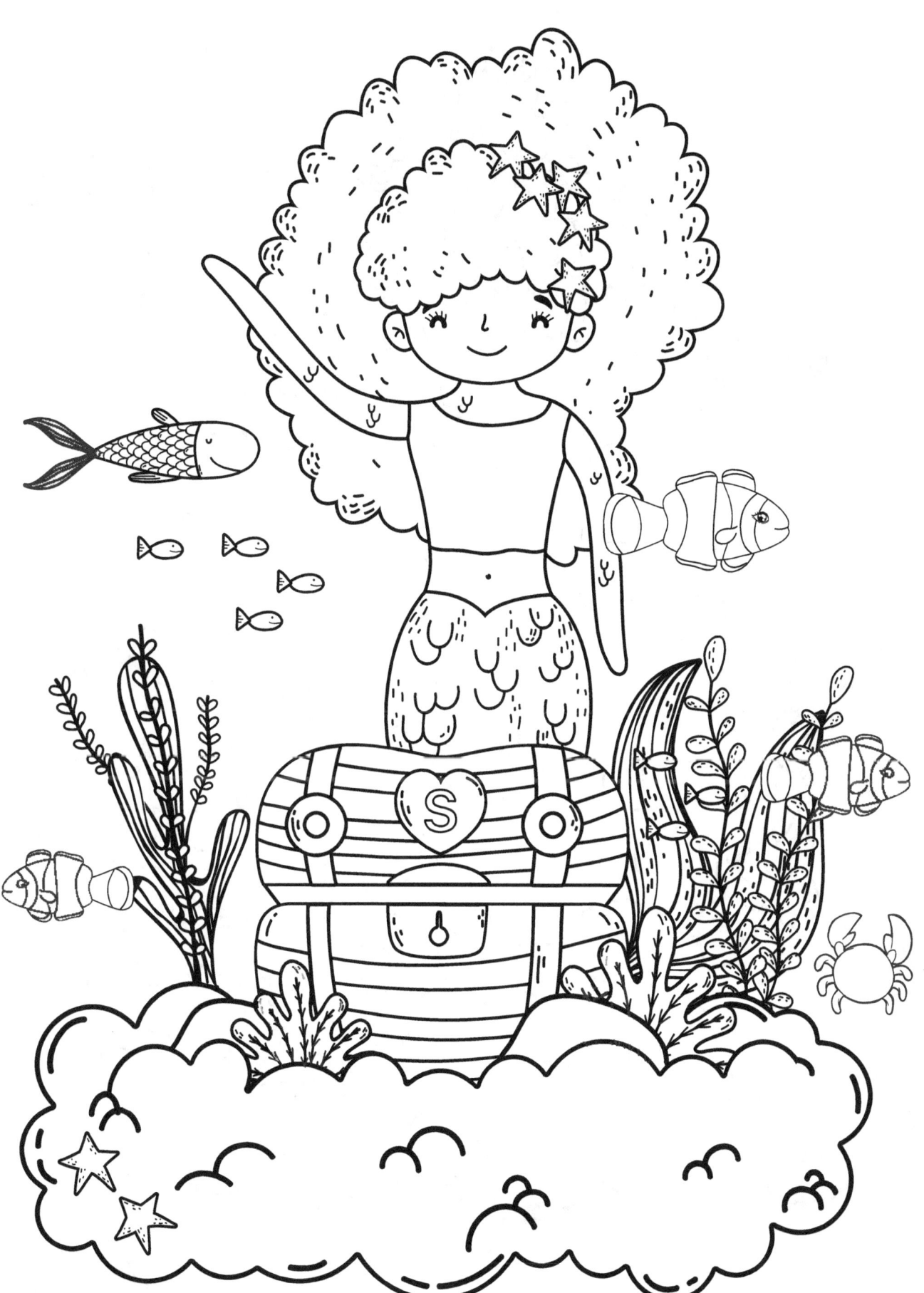

Find the 10 differences between the two pictures.

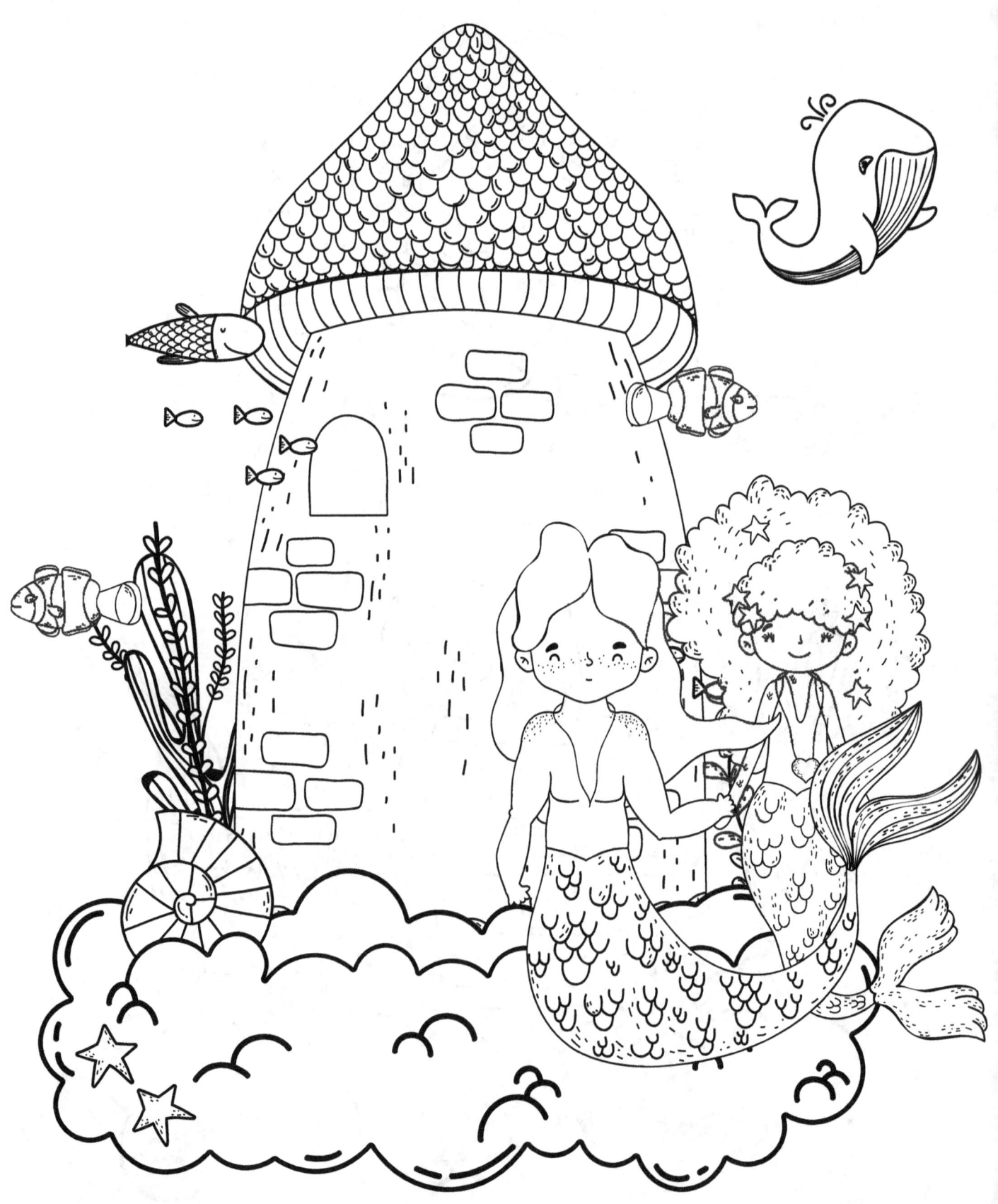

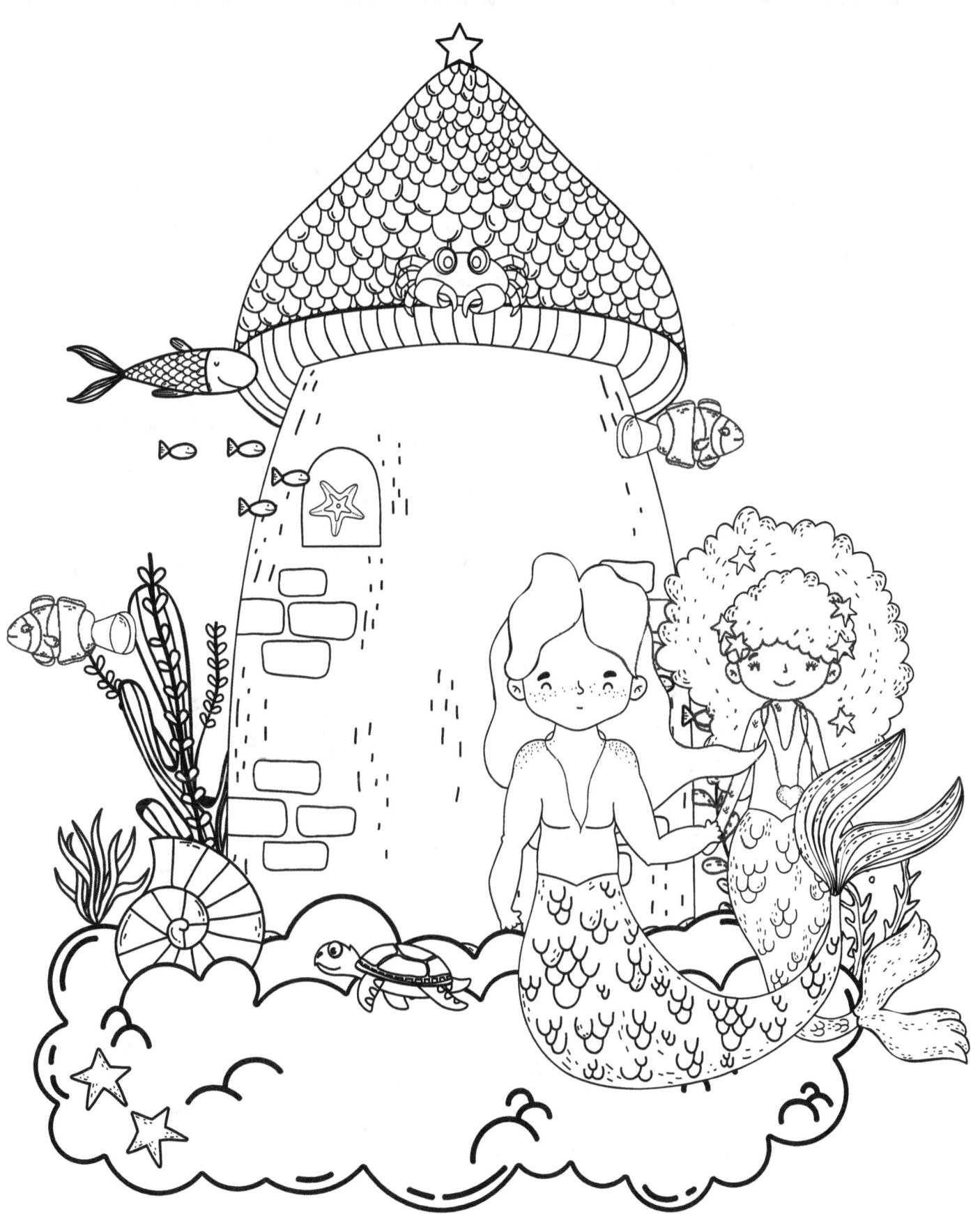

Find the 10 differences between the two pictures.

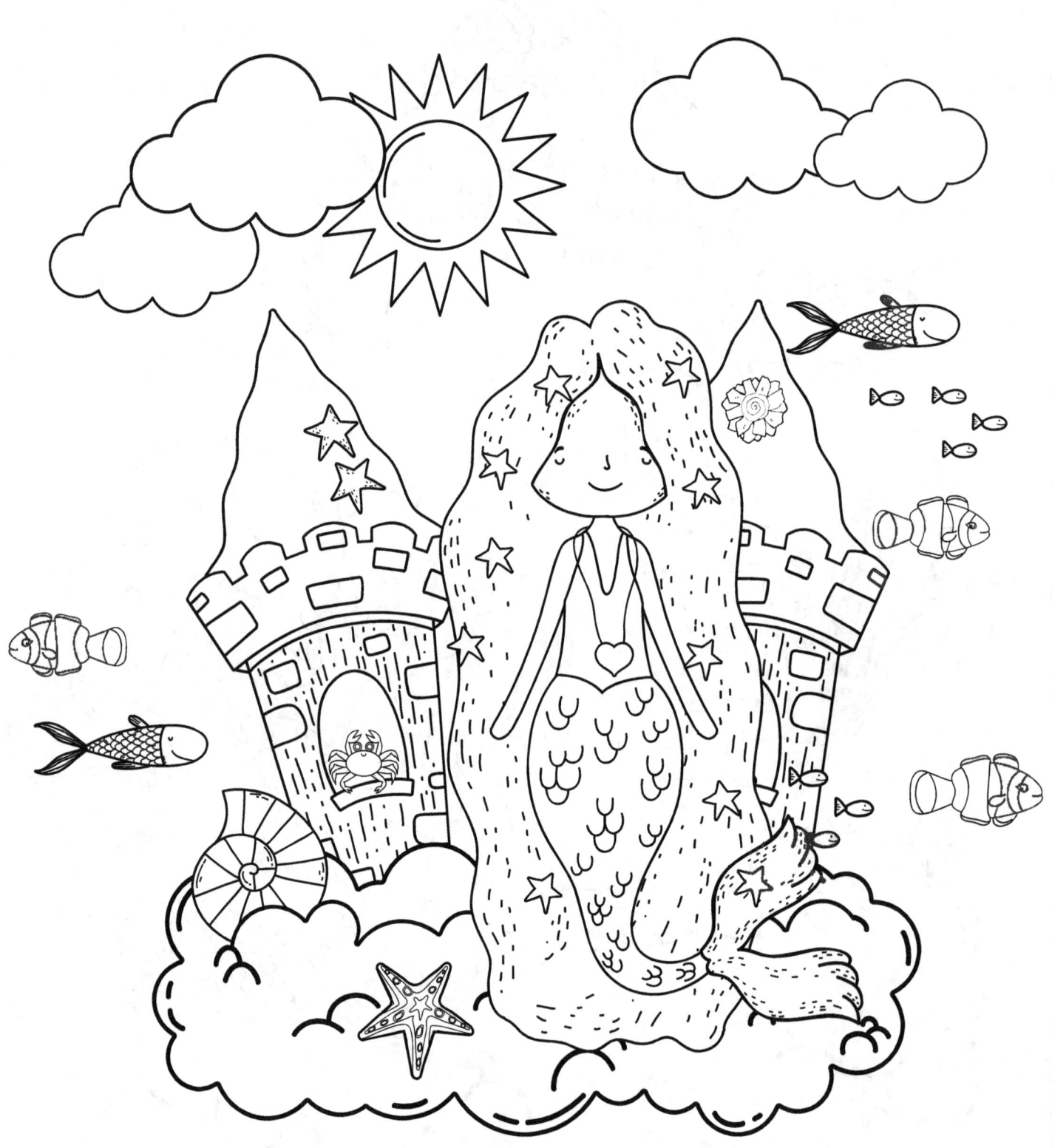

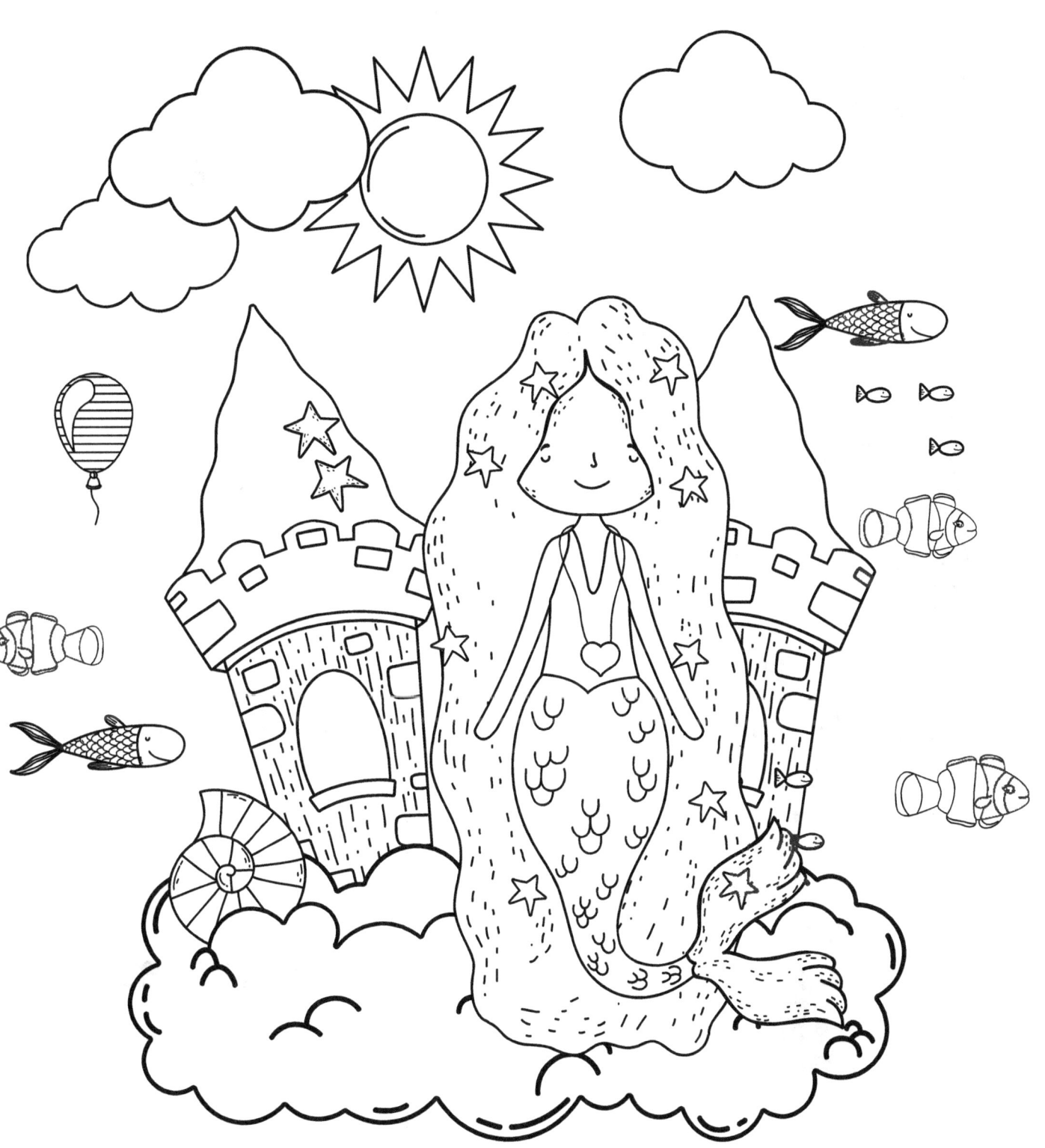

Match the pictures on the left to the correct words on the right.

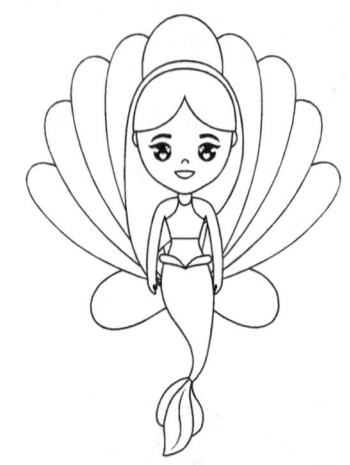

WHALE

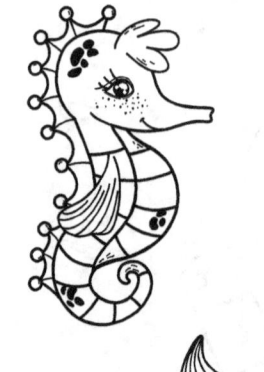

FISH

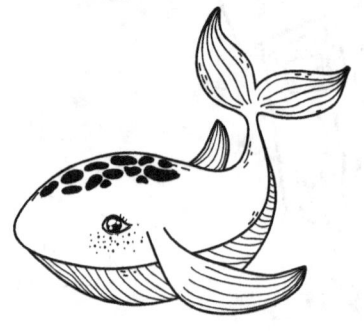

MERMAID

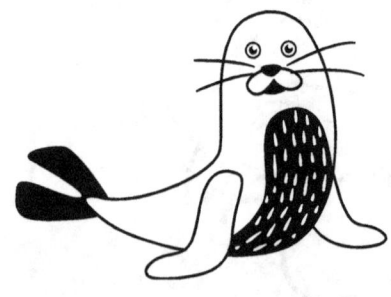

SEAHORSE

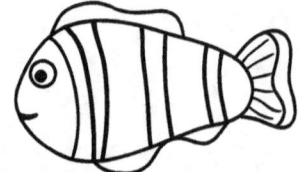

SEAL

Match the pictures on the left to the correct words on the right.

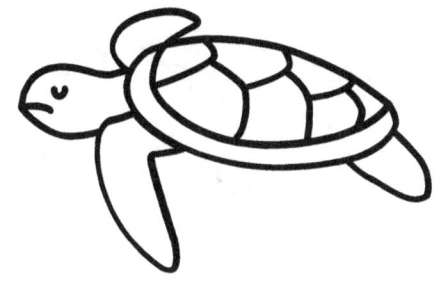

LOBSTER

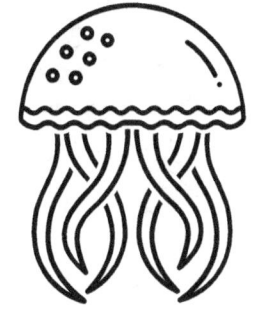

CRAB

JELLYFISH

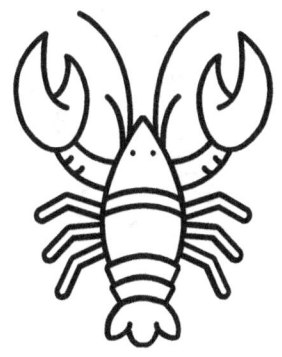

TURTLE

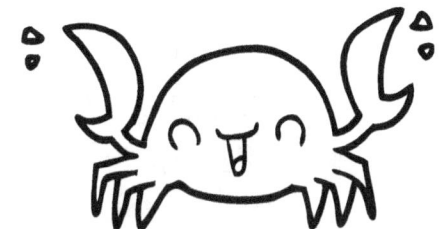

STARFISH

Match the pictures on the left to the correct pictures on the right.

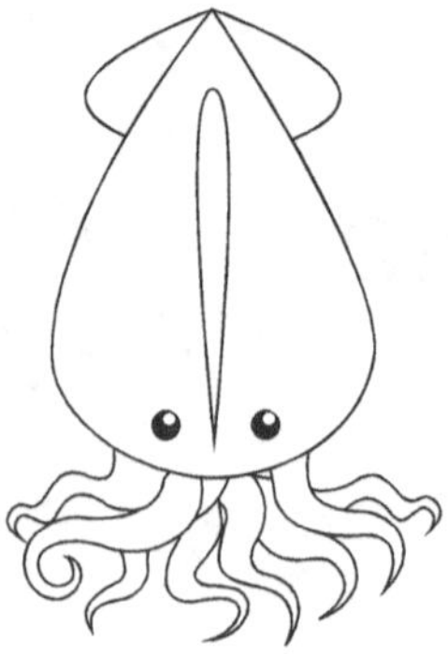

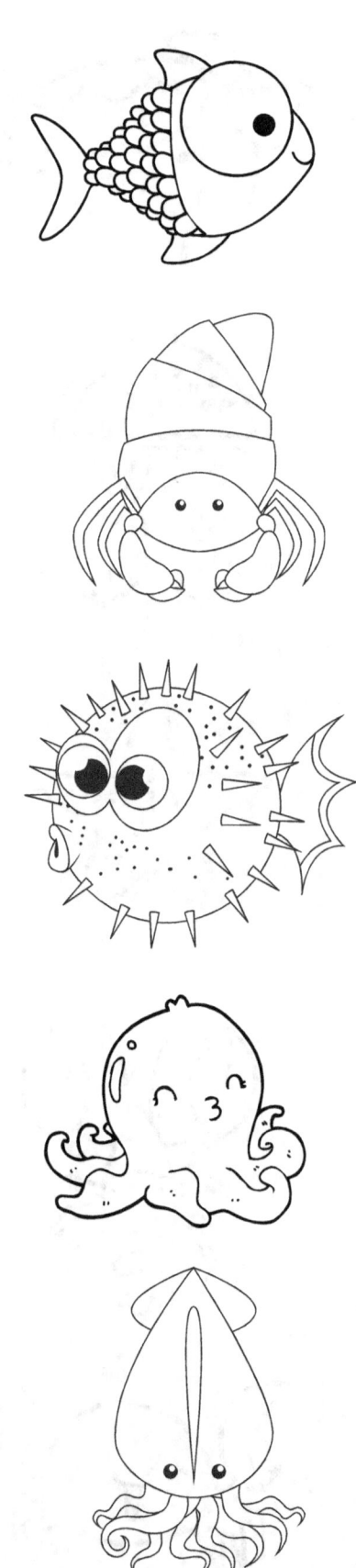

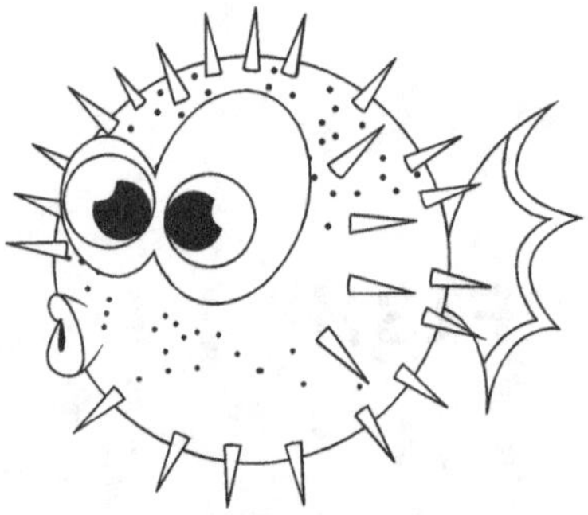

Match the pictures on the left to the correct pictures on the right.

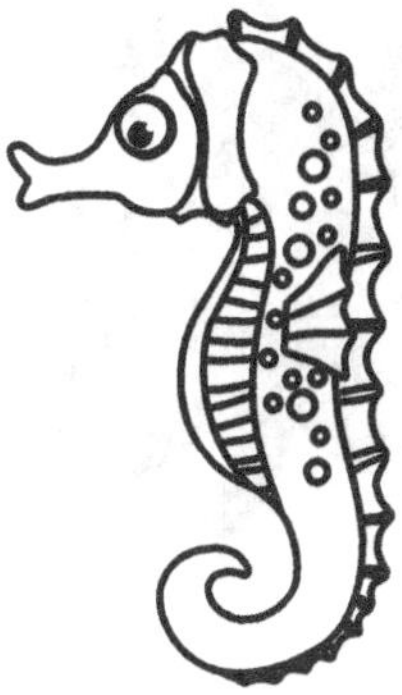

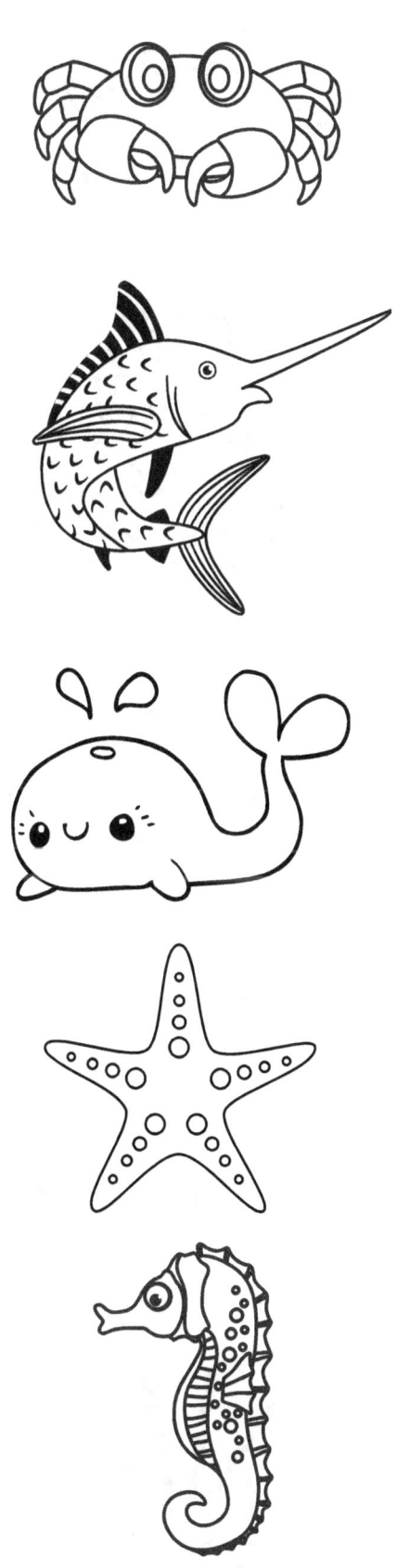

Match the pictures on the left to the correct pictures on the right.

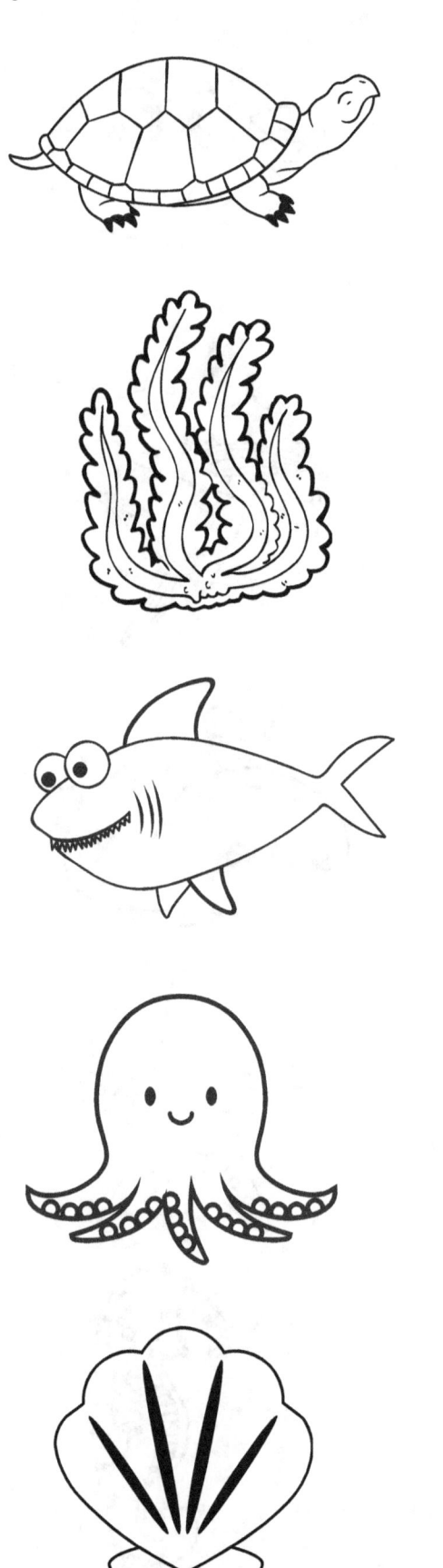
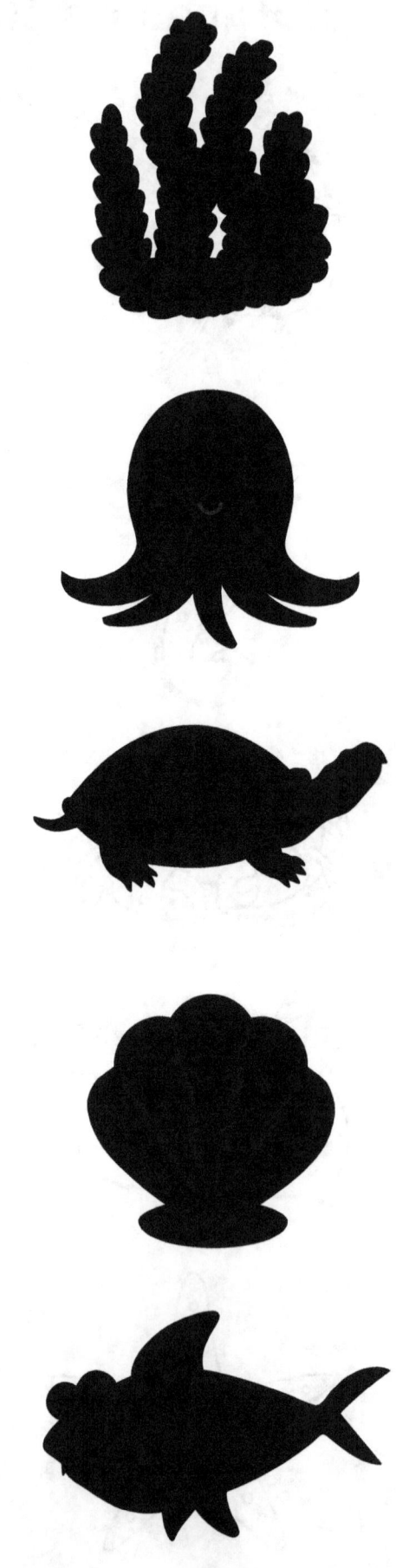

Match the pictures on the left to the correct pictures on the right.

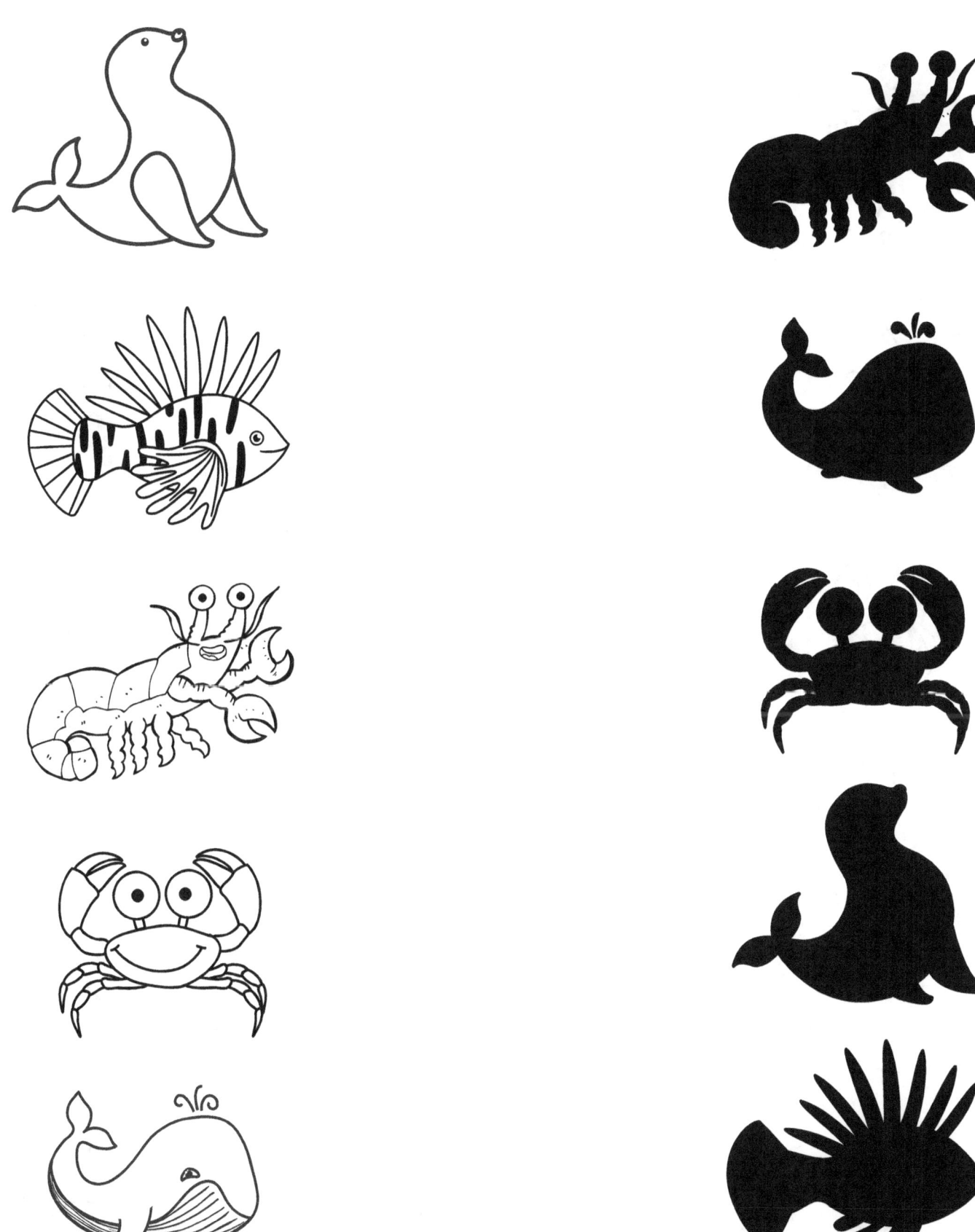

Match the pictures on the left to the correct pictures on the right.

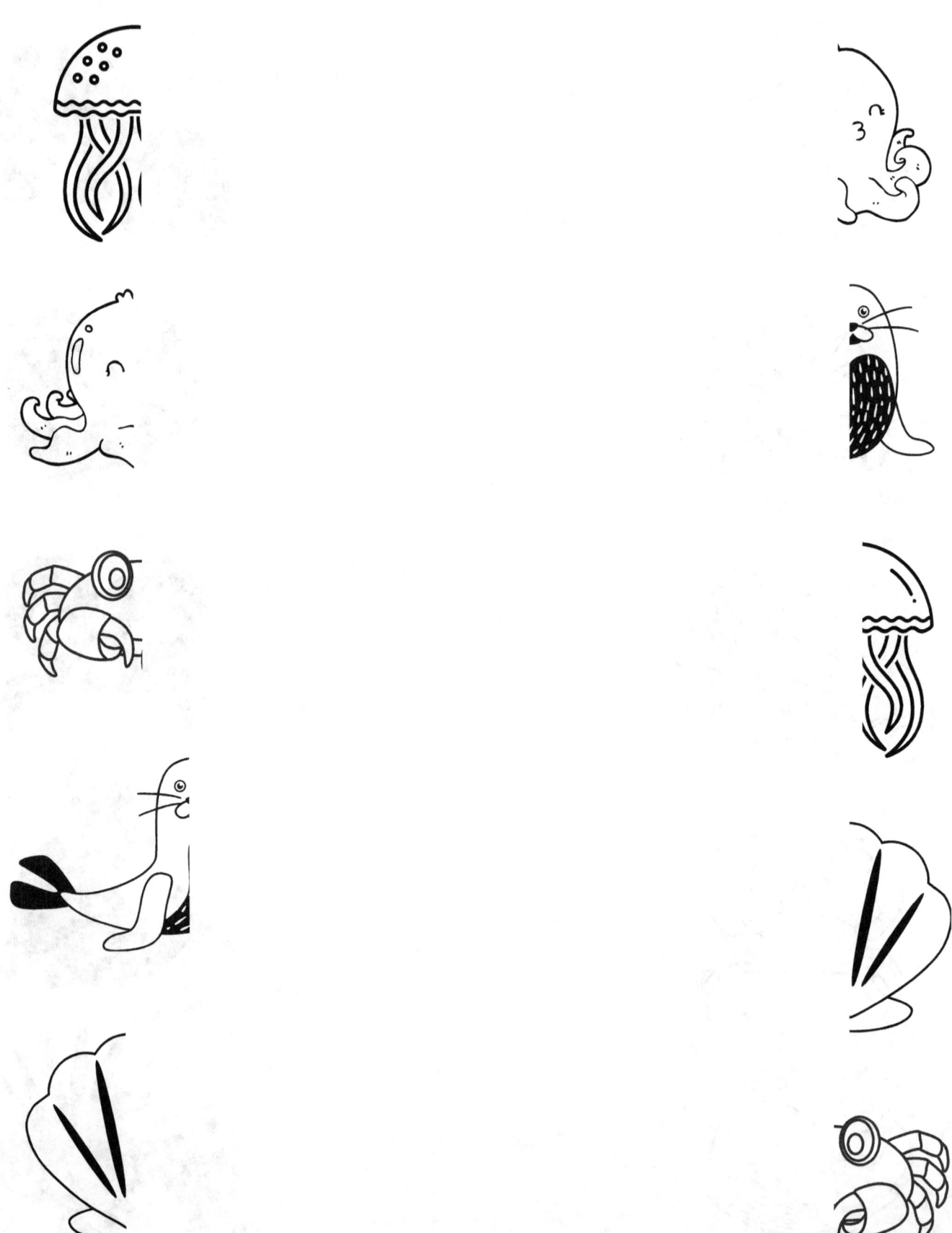

1

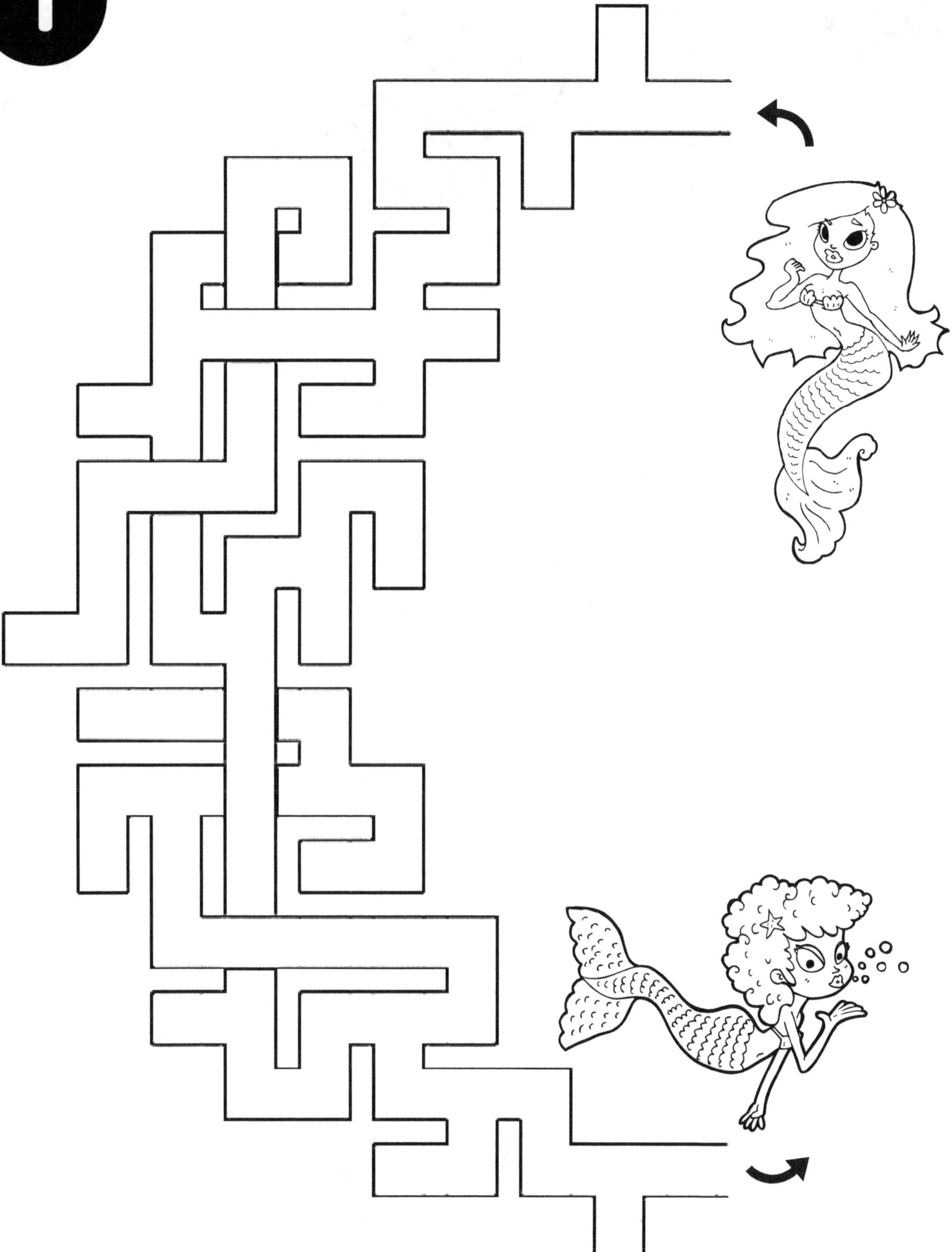

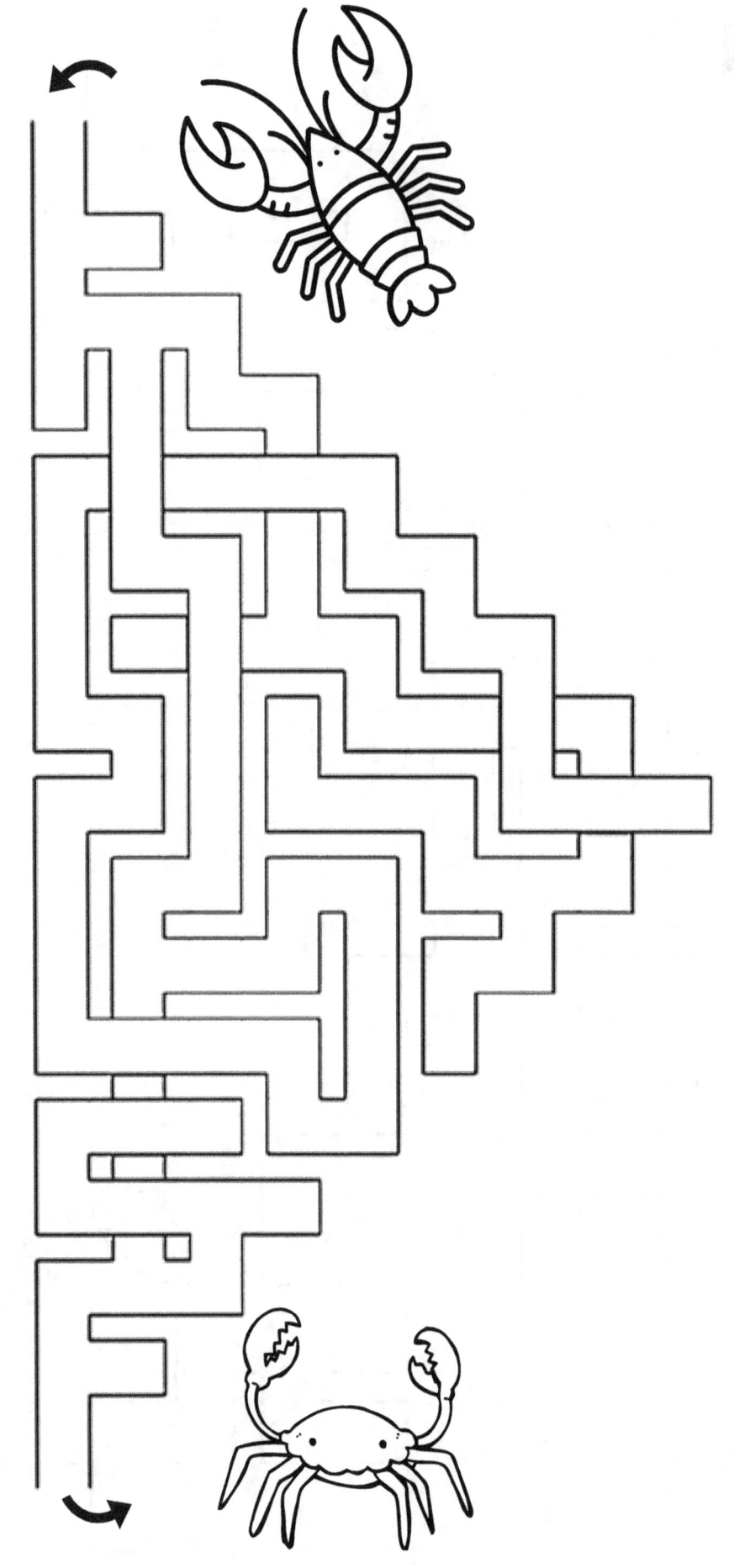

3

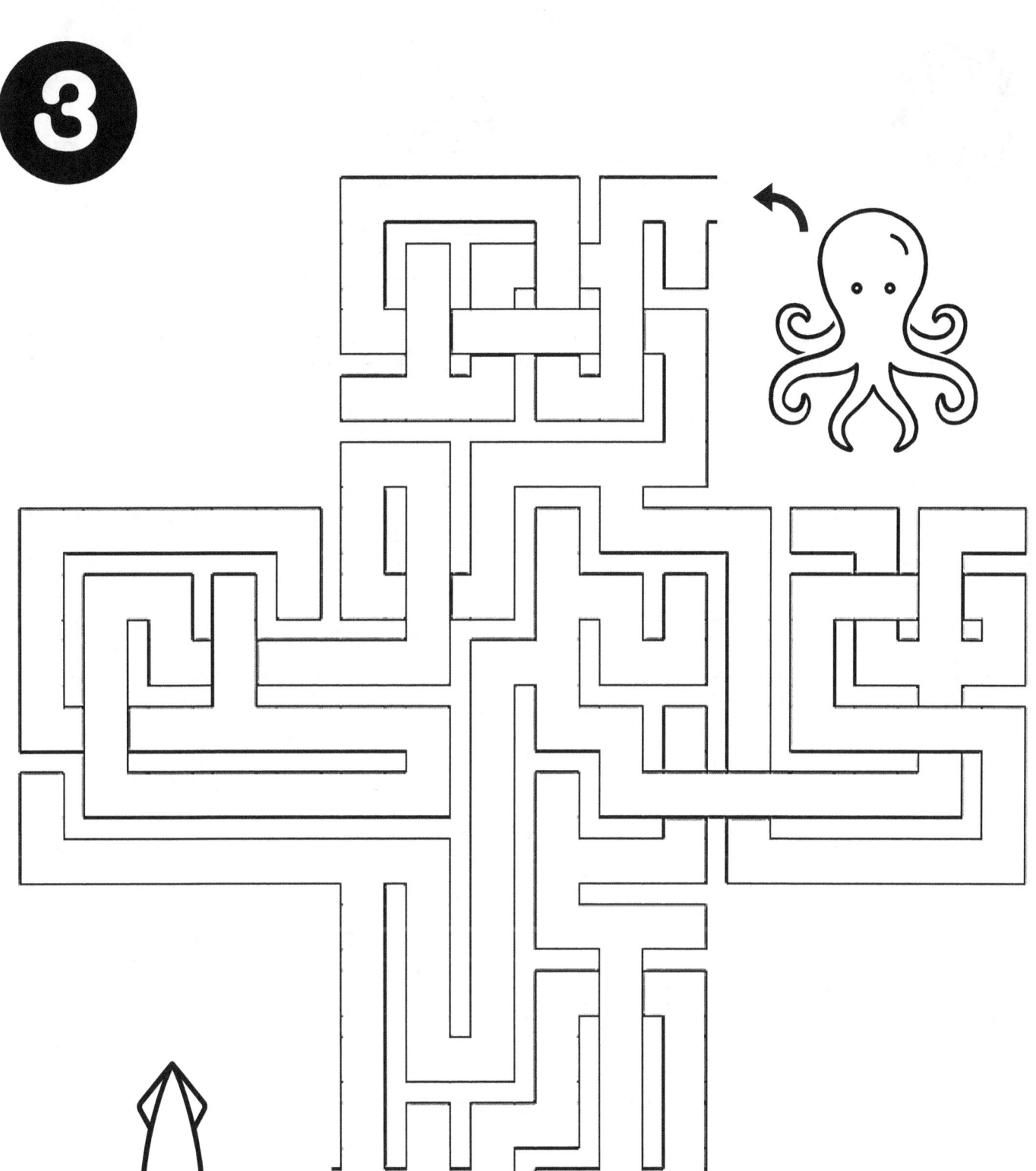

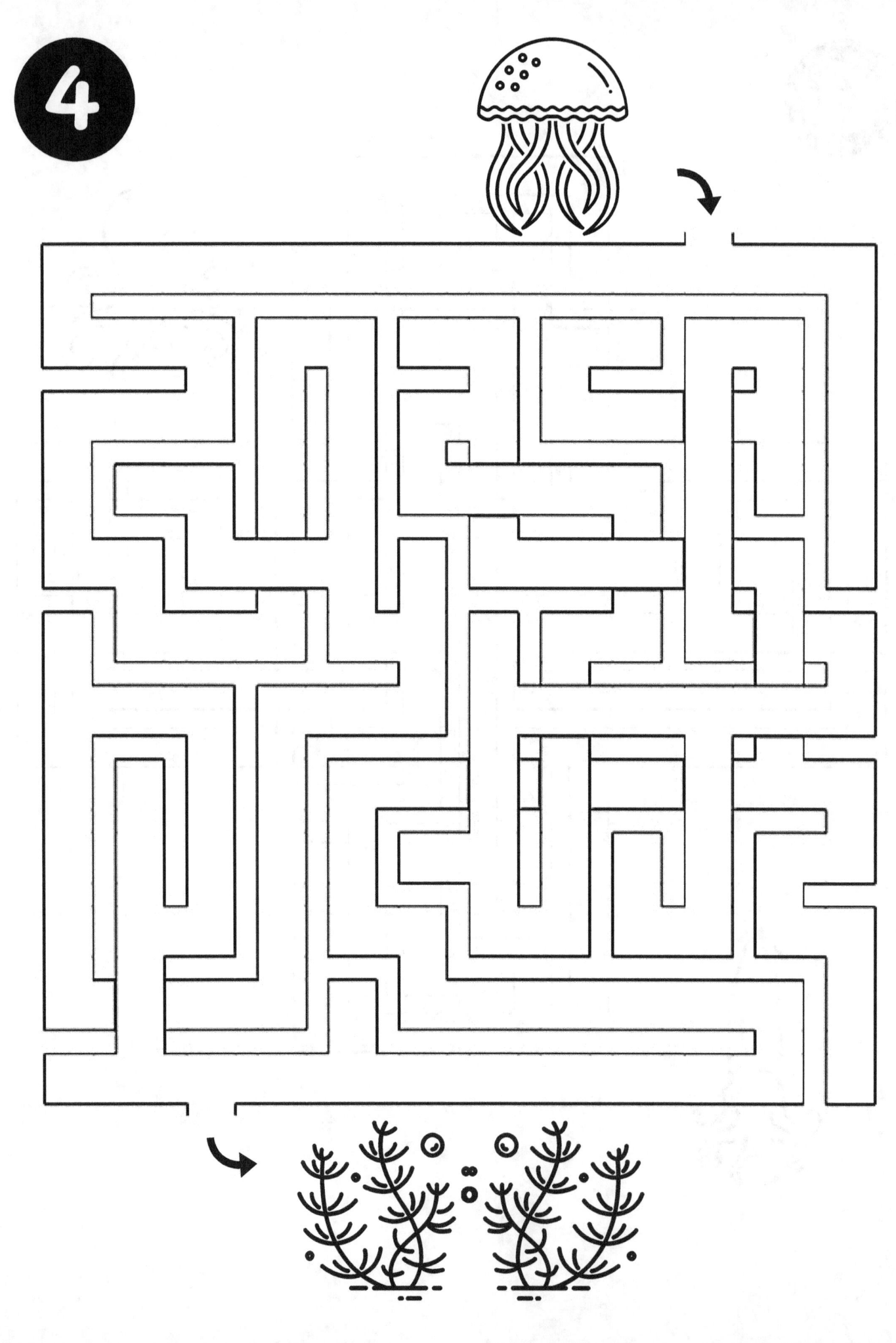

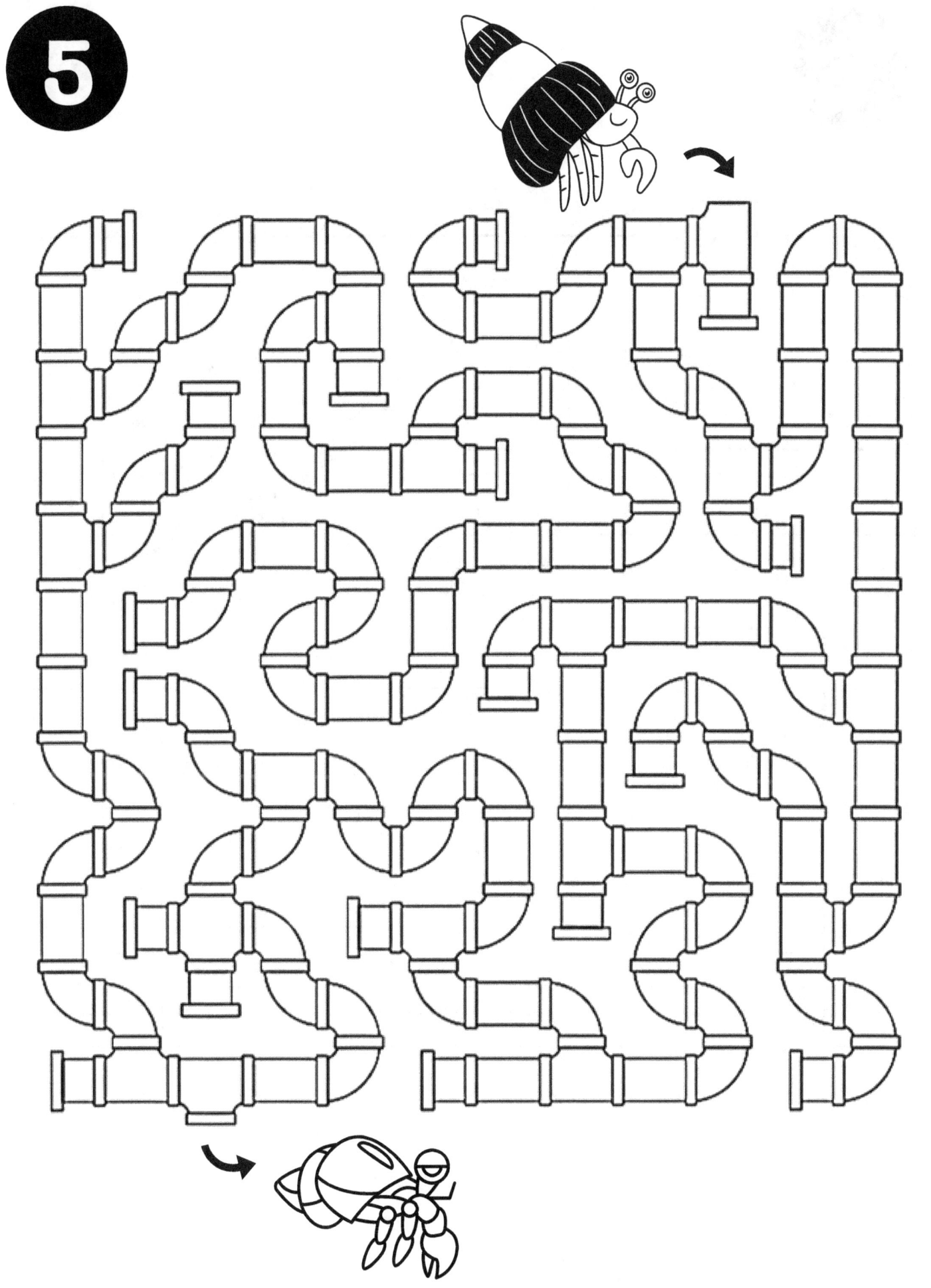

6

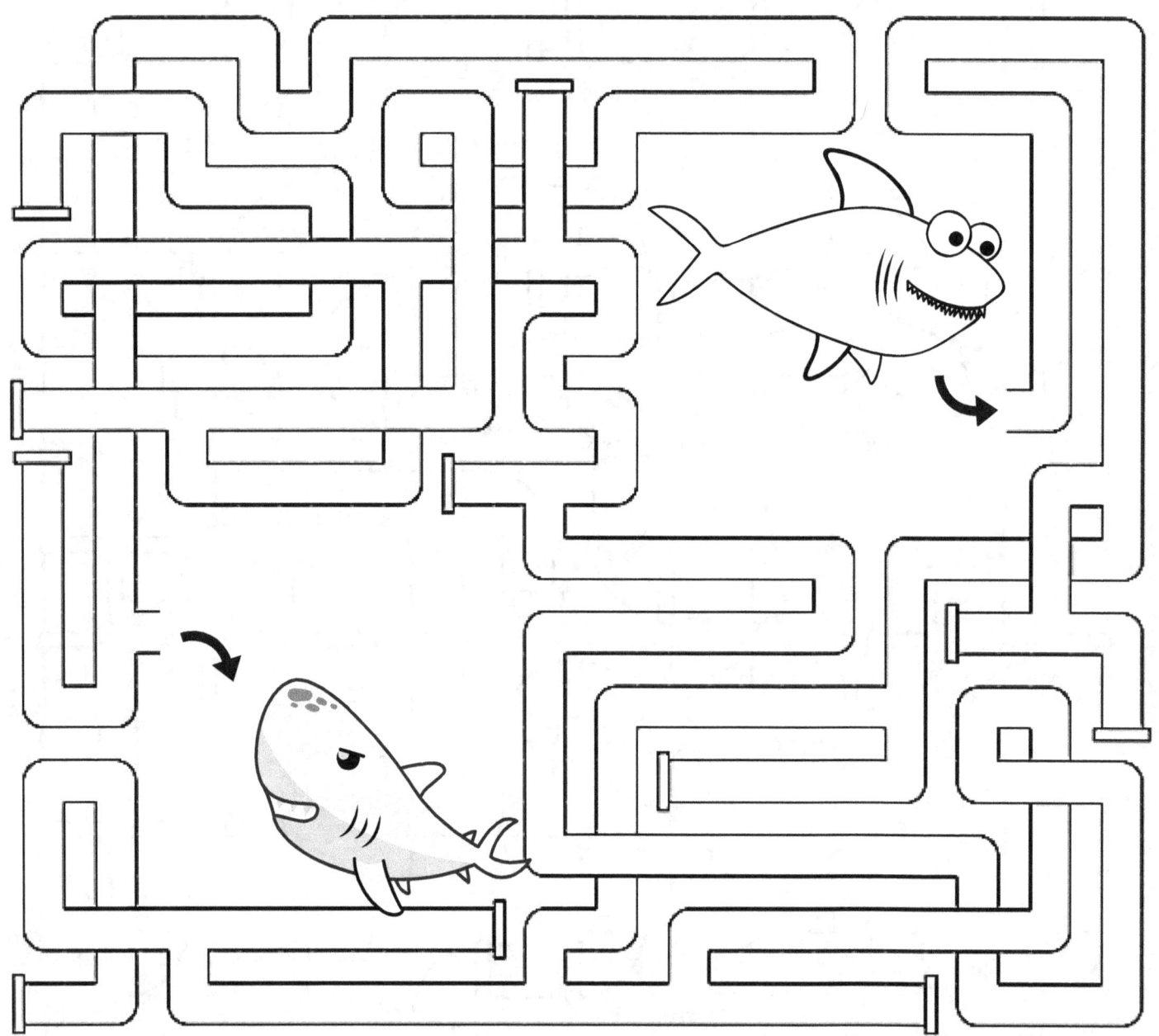

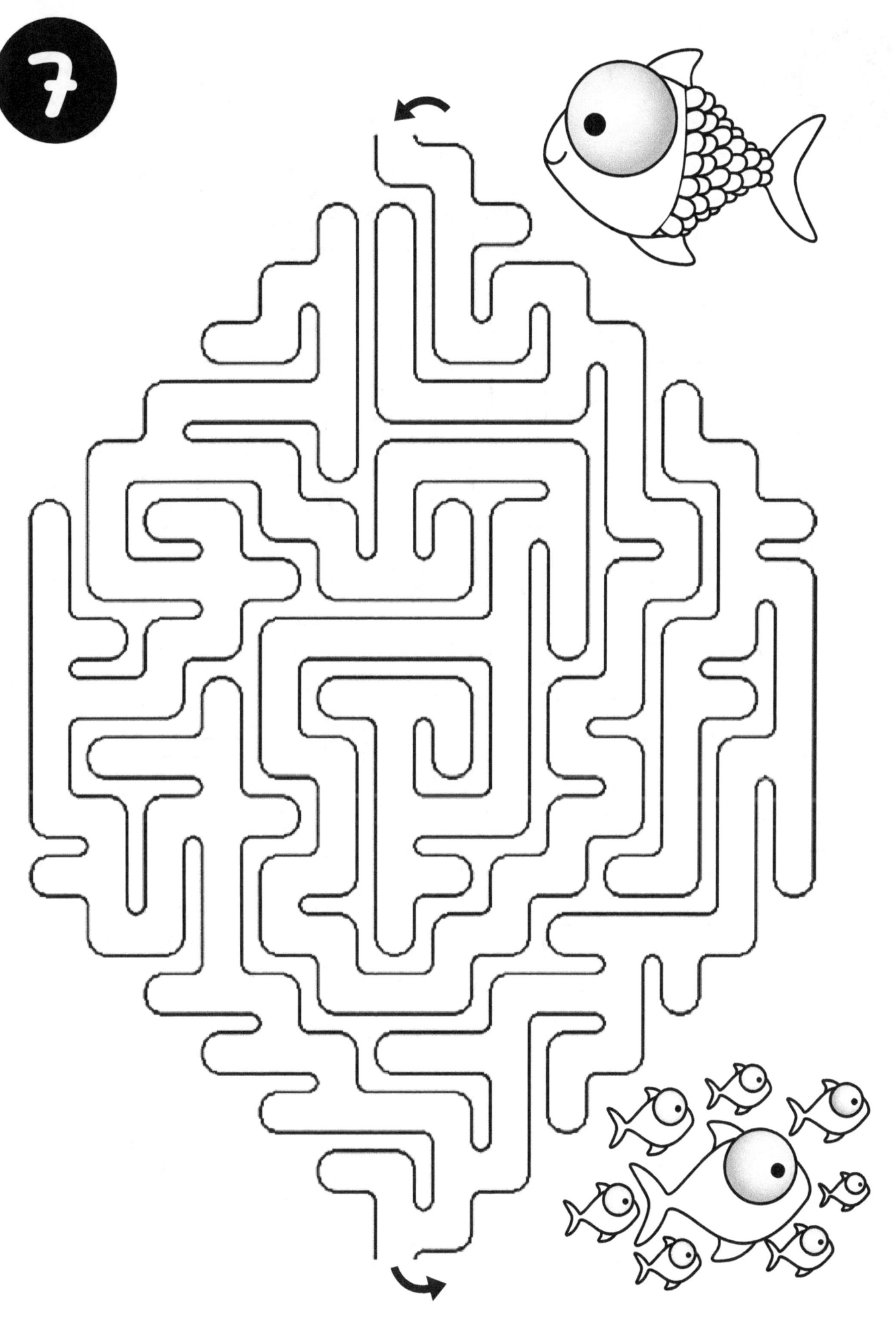

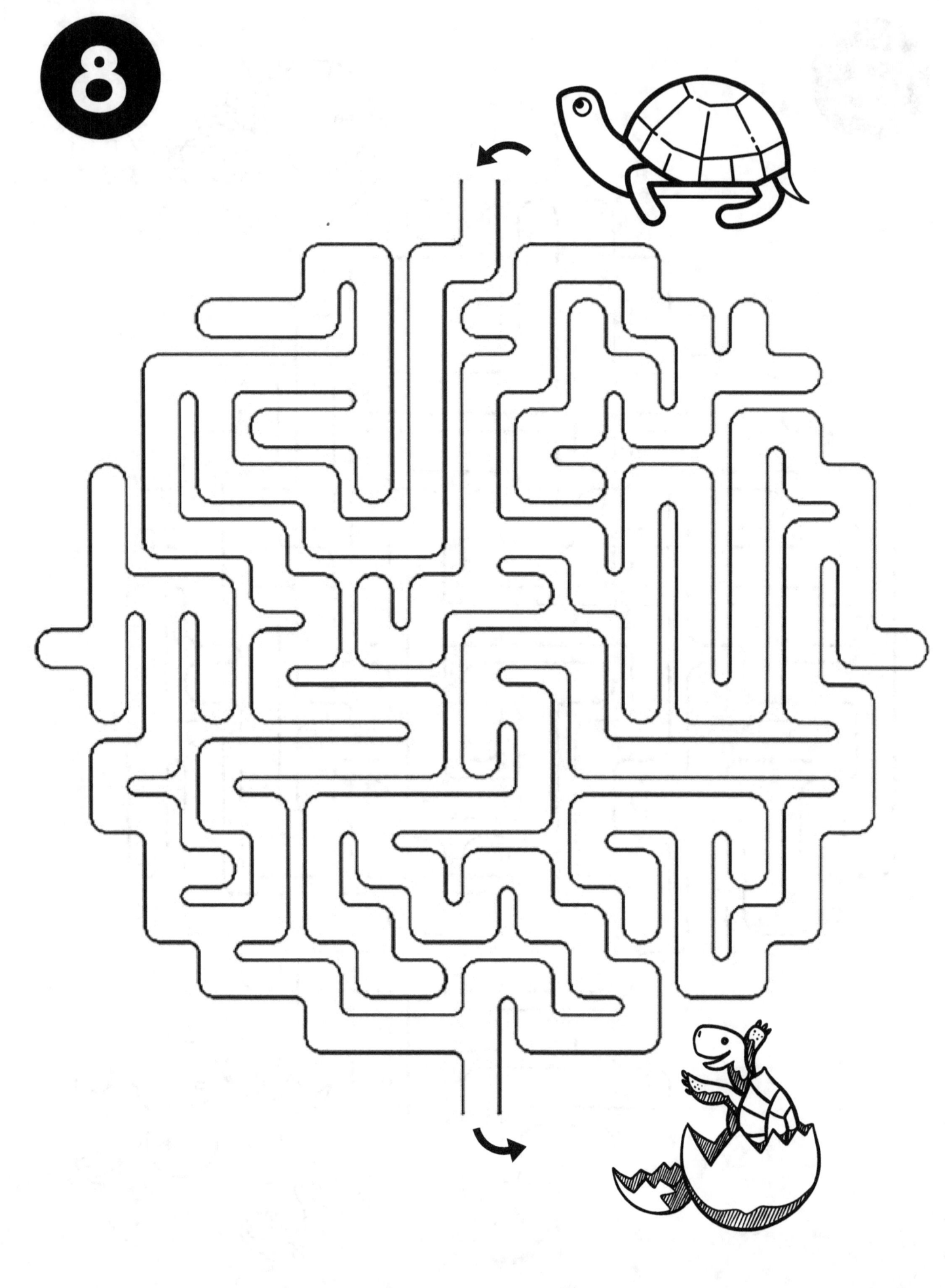

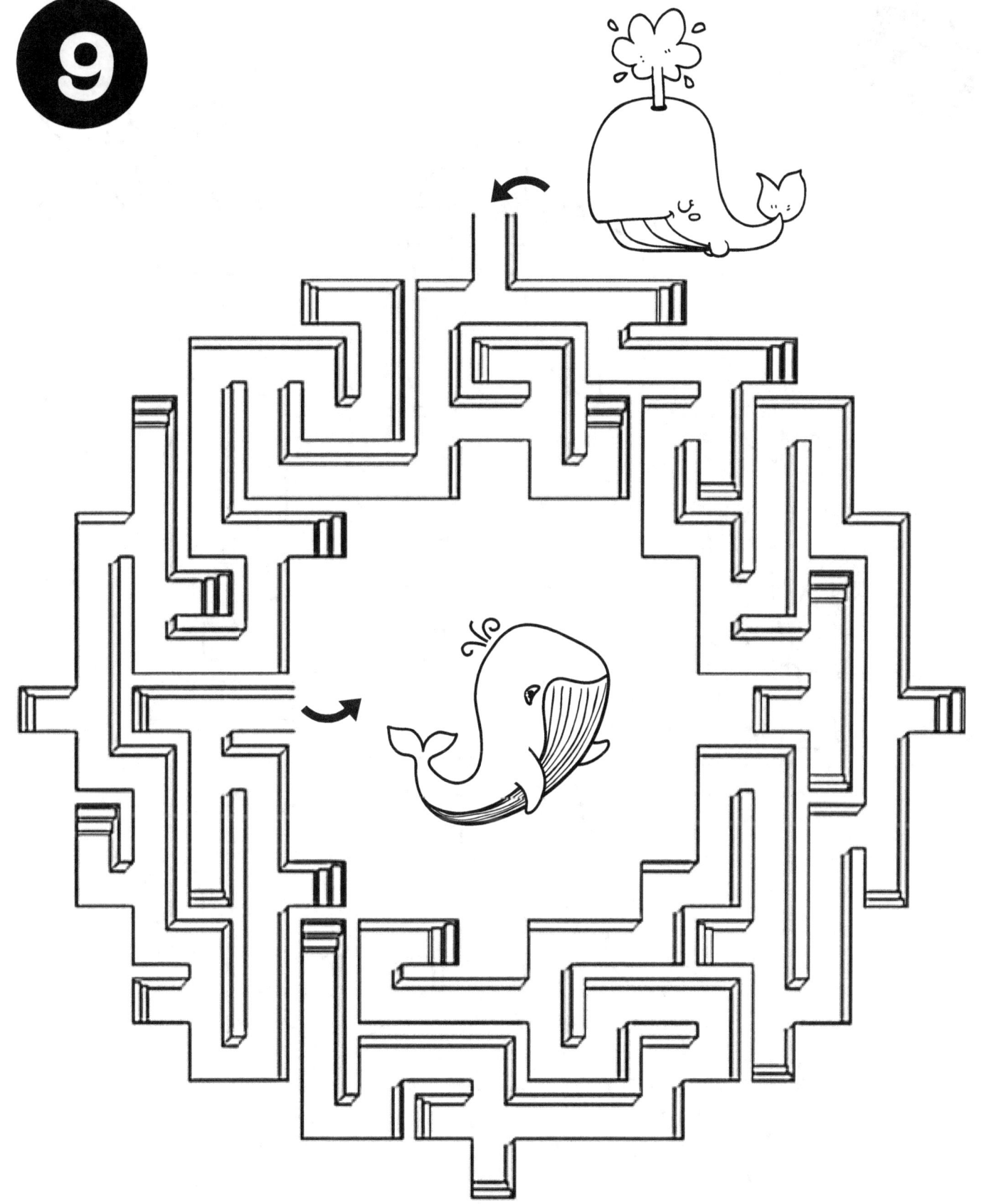

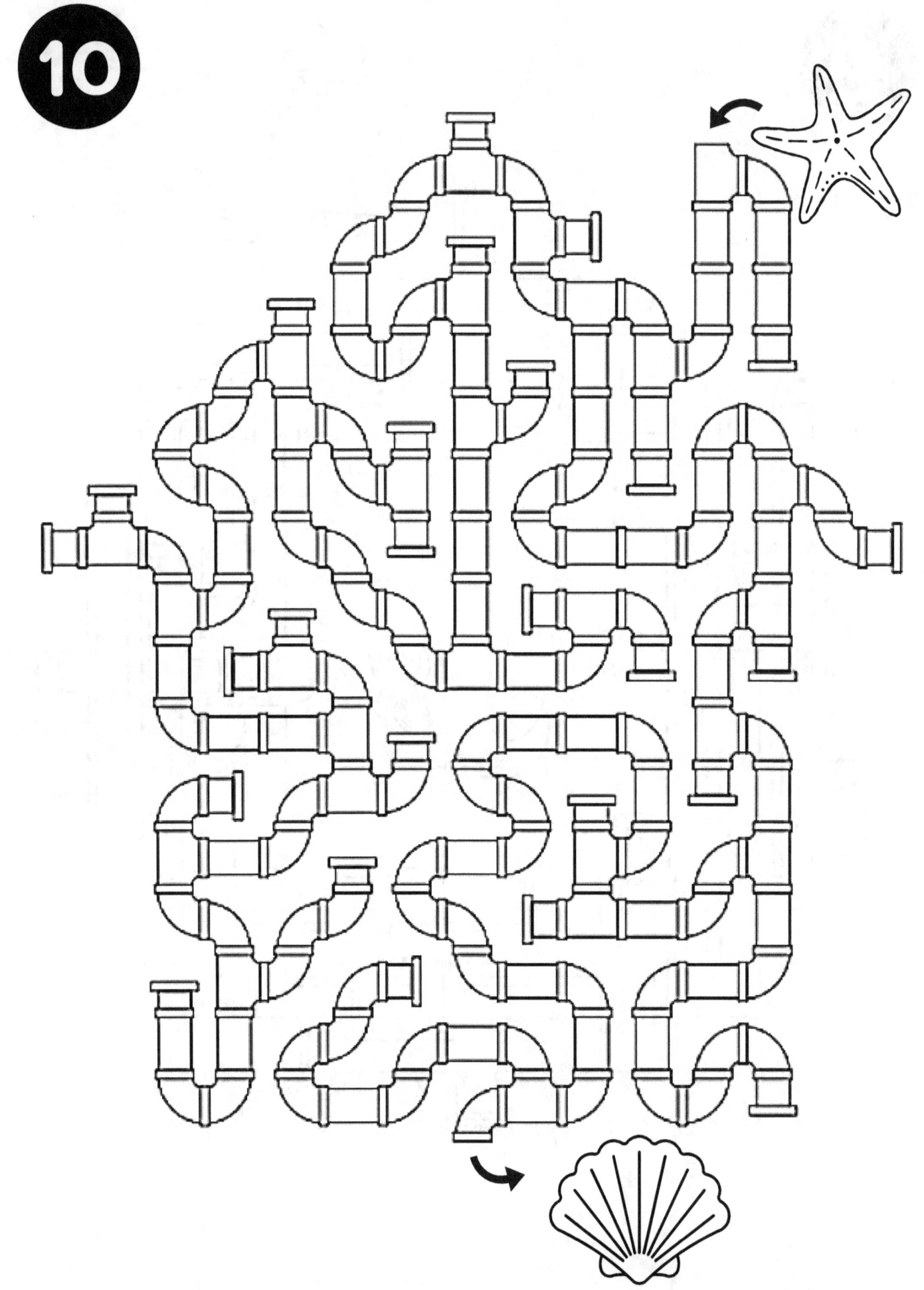

4X4 SUDOKU

Sudoku 1

	2		
		2	
3		4	
2			1

Sudoku 2

			1
4			2
2			4
		2	3

Sudoku 3

		1	2
	1		3
4		2	

Sudoku 4

	2	3	
	3		
			1
2		4	

4X4 SUDOKU

Sudoku 5

	3	2	
			4
1			
		1	2

Sudoku 6

4			
		1	
	2	4	
		2	1

Sudoku 7

4			
			2
2		1	4
	4		

Sudoku 8

		2	1
		3	2
	1		
2			1

4X4 SUDOKU

Sudoku 9

4		2	1
			3
	2	3	

Sudoku 10

2	4		3
	3	4	
			1

Sudoku 11

4			
		4	
	1	2	
2			3

Sudoku 12

3			
			2
	1		3
		2	1

4X4 SUDOKU

Sudoku 13

		3	
2	3		
1			
3			4

Sudoku 14

	3		
1		2	
		4	
4			1

Sudoku 15

4			
	3	4	
	4	3	
	1		4

Sudoku 16

		1	2
2			
			4
4	3		

6X6 SUDOKU

Sudoku 1

					5
	6	1		4	
1			2	5	
2		6		1	
	4				1
			6	2	

Sudoku 2

	5				2
					4
		4	1		
1		3	2		
2				6	
	4	1	5	2	

Sudoku 3

		2	4		
	4		3		6
5			2	4	
	3				5
				1	4
4	5				

Sudoku 4

		4	6		
	3				
3	4		2		
5		2		6	
2	5			3	
					1

6X6 SUDOKU

Sudoku 5

6	4				
			6		3
		2	4	5	
		5			6
1	3	4	2		
2			1		

Sudoku 6

4			6	1	
		2			6
			3		
	4	3		1	
1					4
2				3	

Sudoku 7

3		4			2
				5	3
	1			6	
	4	2			
1		5	3		
		6	5		

Sudoku 8

5		2	6		
		3	2		
3					4
	2		5		
	4	1			
				6	1

6X6 SUDOKU

	3				6
6	2				4
			4		3
4			2		
	6	5		4	
		2		5	

	2	3			
				2	1
	5	2		6	
	1			4	
6	4		5	3	
			6		

	5	3	6		
			4	5	
		4		1	
6			2	4	
3					2
2		6			

6	1		4		
				1	
	5	1			6
				5	2
		2			4
4				6	1

6X6 SUDOKU

Sudoku 13

		4	5		
2				3	4
				2	5
5	4				
				5	3
	5	6			

Sudoku 14

4	2			5	
	6	1			
				6	2
3	4		6		
6				4	3

Sudoku 15

		2	5		1
	3		6		
		4			5
2			1		3
	2	3			
4				5	

Sudoku 16

			6	2	5
	2	3	6		
		5		3	6
		6			
2	4				
				5	4

8X8 SUDOKU

	6		3	4			1
4				5	3		2
			6				
	1				7		5
		8	2				
	7					8	4
			4		1		
	5	2	1		6		8

				1	6	2	
6						7	8
		1		8			6
				7	2		5
	2	5	8			6	
			4		7		
		8	1			5	7
5		2				3	

	8			6	3		
6	5	2	3			1	
8	3		4		7	5	2
		1				4	
4			1				
		2		5			
							7
7							8

	2	4				8	
				7			
		1	8			4	
6	4	3					8
			7				2
1	8		6			7	3
2	6						
3				8	6		1

8X8 SUDOKU

Sudoku 5

	6						4
3				6			
7		1			5		
	5	8				7	
			1	5	8		6
				3			
6	3	7		8	4		1
5			4				2

Sudoku 6

			8	1			
				8	2		
	2			7		1	
				6		3	
7	4		2				
				5			2
1		4		2		6	
6	8			3	7		4

Sudoku 7

				5		8	
1							2
		4	5	2			
8	1	6				3	4
	2			1	4		
4	5				8		
			4		6		
3			1			5	

Sudoku 8

2	3						
	7			4	2	5	
8				6			
5				7	4		2
			2		1		
4		7		2			6
1		2	3		7		
			6		5		

8X8 SUDOKU

Sudoku 9

	4		2				
	8			2		7	4
7	3			8	1	2	5
5					6		
			3	1			2
		2	1				
			5		8		1
4		8	3				

Sudoku 10

4							7
	7	3	6	5			8
					4		
1			3		8		
7	8						
			5			7	2
		5				2	6
	3					8	1

Sudoku 11

2	7	5	4				
8	1	6		2		5	
	6						
			8			7	2
	8				4	6	1
4	3						
		4	8		5		7
					8		

Sudoku 12

	1	8		7			
		2	7				
4	7					2	
	5	1			8		7
1			3		7		
		6			1		4
6	2	4					
8		7					5

8X8 SUDOKU

Sudoku 13

				4	6	3	
	6	3	5				
	7			3	5		
		4	3	1			
5			4			1	3
1				2		5	
		5			8	7	
		1	7	6			2

Sudoku 14

6					7		
4	5						
7	1	6				5	8
8	2						
				3			
2	3			6		7	
5			1	7	2	3	
		8		1			4

Sudoku 15

8							3
	3						
3		4					
		1	8	5	7		4
	2		4	1	5	7	
				2			6
1		2	5		8		7
						2	

Sudoku 16

8		2	6	7			
		7					3
				8	4		
	1		2		7		
		1			5		
	7	6					2
	8		7			5	
	5	4			6		8

9X9 SUDOKU

Sudoku 1

	6		8	1	5		4	
	4	2				5	6	
5		7	2	6	4	1		3
			4	3	9			
		8				4		
			1	7	8			
2		9	7	4	6	3		5
	3	6				9	2	
	5		9	2	3		7	

Sudoku 2

8			5	6	4			2
		1		8		9		
5			1		9			7
			8	3	1			
	1		6	4	5		9	
	5			7			3	
2	6		3	1	8		4	9
1	3	4	9		6	7	2	8

Sudoku 3

4		1	8		5	6		2
2		6			5			4
7			4	2	6			3
	1	7				4	2	
5								7
	6	4				3	1	
3			7	5	1			6
6		5				2		1
1		9	2		3	7		8

Sudoku 4

	3		2	7	8		6	
2			5		4			3
		4		9		7		
6	8			5			4	7
7		3	6		2	8		1
4	2			8			9	6
		2		1		6		
3			9		5			8
	5		4	3	6		2	

9X9 SUDOKU

		4	6		1	3		
		6	4	8	7	5		
7	9	8				6	4	1
1	5			2			6	9
	3		7		5		1	
8	4			6			3	5
2	7	3				9	5	6
		1	5	3	2	8		
		5	9		6	1		

9								4
		4	6		5	9		
6			9	4	1			2
	6		2	5	9		7	
	2	9	1	7	8	4	3	
		1		3		2		
1	4		3		7		6	8
				1				
	7			8		2		4

	2	4		9	7			
5								2
6	7		2		8		1	4
8		4		7		1		3
		1	8		3	2		
3		6		9		4		8
9	1		5		4		3	6
4								1
		3	9		1	5		

7		5	9		4	2		1
2			8		6			9
8	9			1			4	6
3		4	5		7	8		2
6			4		3			5
	5	7				9	1	
9	3	8	7		1	6	2	4

9X9 SUDOKU

Sudoku 9

4	6		7	3	5		8	2
2				6				1
		3		1		6		
6				4				3
7	1	5	3		2	4	6	8
3				7				5
		2		5		1		
1				2				7
9	4		1	8	3		2	6

Sudoku 10

	6			3			8	
3			7		8			9
2	8		6	9	5		4	7
		2	3		1	4		
	5		9		6		1	
		8	5		2	9		
1	3		4	2	7		9	8
5			8		9			1
	9			5			2	

Sudoku 11

	2	9		1		4	8	
			9		7			
3	7		5	4	8		9	2
	9	2				5	7	
8								1
	1	5				3	2	
7	8		4	3	6		5	9
			1		2			
	6	4		9		8	1	

Sudoku 12

				3		2	5	
3		6	4			5	8	
5	9		7	8	2		3	
	3	1				9	6	
7		9				5		8
	5	8				7	1	
	7		8	4	1		2	9
		2	3		6	1		5
	1	3		5				

9X9 SUDOKU

Sudoku 13

	9						8	
2		5	6		8	7		9
	7	8		9		1	6	
	2		4	5	7		9	
		6	2		1	3		
	5		9	6	3		1	
	3	2		4		5	7	
5		4	7		6	9		1
	6						2	

Sudoku 14

8			6	7	1			4
	2	1		4		7	3	
4	9		5	2	3		6	1
	3						8	
2		9				1		7
	1	6	2		8	3	4	
1								3
	4	5		9		2	7	
	7						1	

Sudoku 15

3			5	1	9			8
		5				9		
4				7				3
	9			4			1	
	4	1		8		5	2	
	7	8	9	5	1	3	4	
	1	4	6		8	2	9	
9								1
8			1		7			4

Sudoku 16

5		1	6		9	8		2
4								3
			3	5	4			
8			5		7			4
	7	9				3	8	
6	5						2	1
7	4			6			9	8
9	1						3	6
3		2	8			5	4	7

ANIMAL
WORD SEARCH

```
E L E P H A N T
S L R T R Y D M
R N A E E O K B
E C A K G C P K
E G N K U I E L
D O I D E E T Z
M P N P B X D X
```

Words to find

BEE   ELEPHANT

CAT   MONKEY

DOG   PIG

DUCK   SNAKE

DEER   TIGER

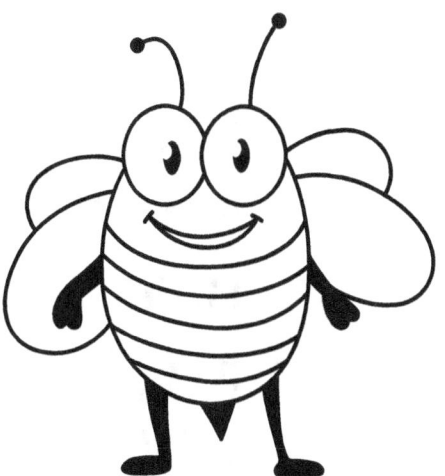

BEACH
WORD SEARCH

```
S T A R F I S H J
D R A O B F R U S
S W I M S U I T T
S A I L I N G M Q
D K L Q L H X E W
V N Y D A A T L T
B O A T N I B T Q
P N G S K W Y J B
```

Words to find

BALL   SAND
BOAT   SKY
HAT   STARFISH
KITE   SWIMSUIT
SAILING   SURFBOARD

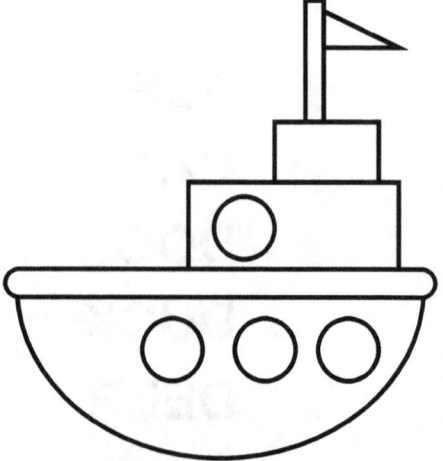

CAREERS
WORD SEARCH

```
N U R S E R N M R
J L T S I T N E D
R A J A L C T W R
E F N B U N H O X
H A Z I I T T E B
C R W A T C H A F
A M P W O O K O T
E E B D T E R T R
T R Y G R Z M M D
```

Words to find

AUTHOR	FARMER
BAKER	JANITOR
CHEF	NURSE
DENTIST	PAINTER
DOCTOR	TEACHER

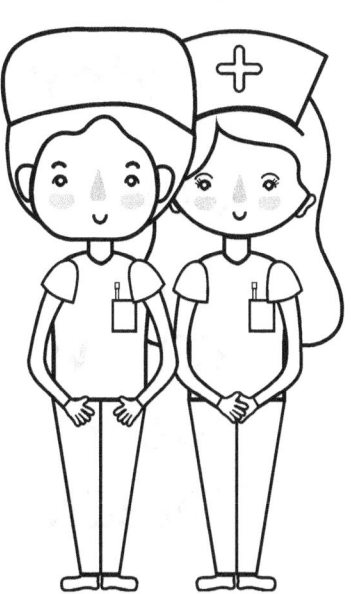

COLORS
WORD SEARCH

```
R E V L I S Y J B
D O T D Q D N L R
P U R P L E U P D
B N L A E E Y Q D
L W R R N A D P T
A O G E R G I Y K
C R L G D N E T L
K B Y P K J N R N
```

Words to find

BLACK   ORANGE

BLUE   PINK

BROWN   PURPLE

GRAY   RED

GREEN   SILVER

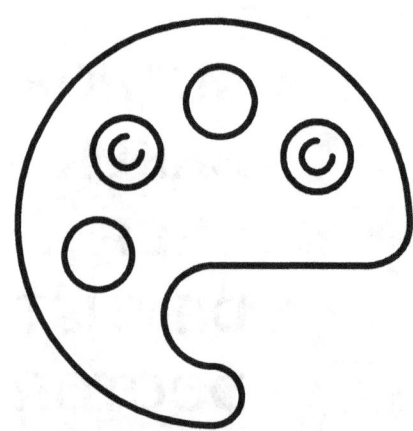

DESSERTS
WORD SEARCH

```
L  B  N  V  T  Y  R  A  R  M
D  O  R  O  L  U  P  K  Y  X
P  G  L  L  R  P  N  Q  Y  Y
R  T  E  L  L  A  S  O  E  G
E  J  R  E  I  U  C  L  D  Y
T  Z  P  I  N  P  F  A  D  M
Z  I  Z  D  F  F  O  D  M  R
E  M  A  T  A  L  G  P  I  E
L  E  L  W  D  T  E  M  R  P
```

Words to find

APPLEPIE   PIE

DONUT   PRETZEL

JELLY   SUNDAE

LOLLIPOP   TRIFLE

MACARON   WAFFLE

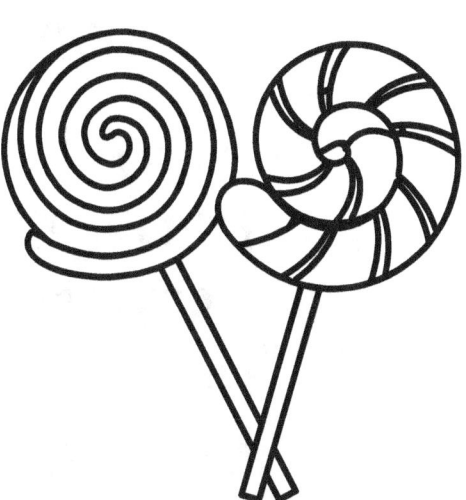

FAMILY
WORD SEARCH

```
E Y S N T R K T F K
L Y R O E D H A R M
C Z N H N U T E R Y
N K T Q S H T E E Z
U O V B E S H C Q X
M X A R I T E F I W
N N R S O I N P N L
D B Y R N N J U D D
J D B R Y R L J A D
```

Words to find

AUNT	NIECE
BROTHER	SISTER
FATHER	SON
HUSBAND	UNCLE
MOTHER	WIFE

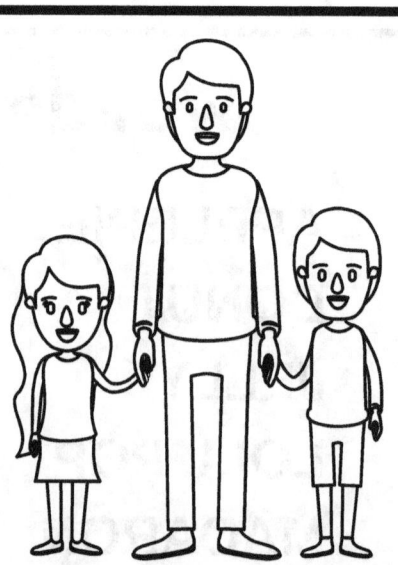

FRUITS
WORD SEARCH

```
K B B P E A C H Y X J
L A Q L B B R M P V L
T N D Z U S E P A R G
U A V C H E R R I E S
N N N W Q P B O J N Y
O A Q E A O D E T L M
C Z O P E A R A R R G
O W A G C H P A V R X
C Y Q O N P C T N D Y
A L V W L A X Y Q G B
L A Y E V J M Q L D E
```

Words to find

APPLE

AVOCADO

BANANA

BLUEBERRY

CHERRIES

COCONUT

GRAPES

LYCHEE

MANGO

ORANGE

PAPAYA

PEACH

KITCHEN
WORD SEARCH

```
E B O W L F L Y B
L R N T R A O L G
T O A Y D B E R E
T O P L A N M F K
E M E S D H I Q L
K P K E S N P L L
V E R I K A N O K
T M D K R W L V M
N N D G M P Q G P
```

Words to find

BASKET	GLASS
BLENDER	KETTLE
BOWL	KNIFE
BROOM	LADLE
DISH	MOP
FORK	PAN

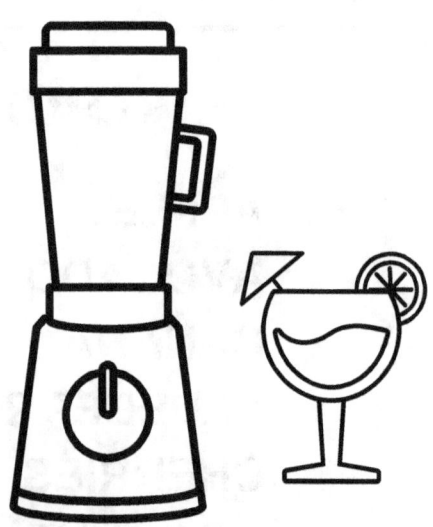

NUMBERS
WORD SEARCH

```
Y  X  Z  R  N  E  X  X  V
N  W  P  N  L  Y  X  T  R
I  Q  O  E  N  I  H  J  R
N  N  V  E  S  R  T  P  K
E  E  V  L  E  W  T  J  P
N  E  I  E  F  O  U  R  Y
S  E  V  G  T  I  O  W  T
L  T  T  T  H  L  V  W  B
D  V  T  W  L  T  T  E  W
```

Words to find

ONE
TWO
THREE
FOUR
FIVE
SIX

SEVEN
EIGHT
NINE
TEN
ELEVEN
TWELVE

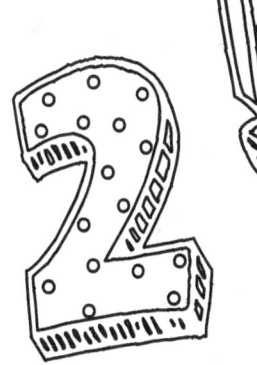
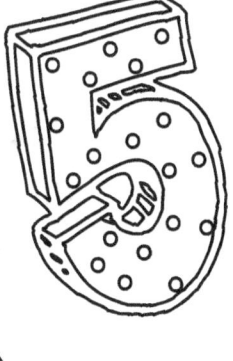

OCEAN
WORD SEARCH

```
A R E T S B O L J
N M A N A T E E E
G O Y P C X L E P
L M C R U L L E M
E D A T Y F L Q L
F B I F O I F A T
I T I U C P R I D
S S W A Q O U O N
H W N B C S C S K
```

Words to find

ANGLEFISH   LOBSTER
CORAL   MANATEE
COD   OCTOPUS
CRAB   PUFFIN
EEL   PELICAN
JELLY FISH   SQUID

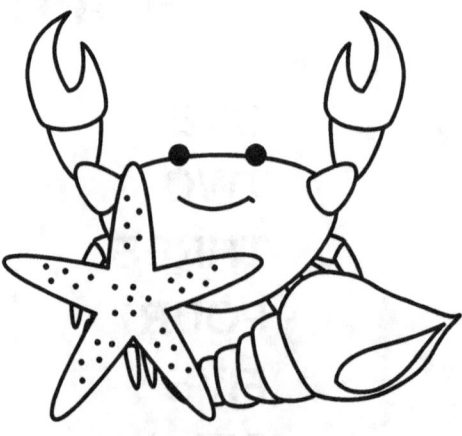

PLACE
WORD SEARCH

```
C O F F E E S H O P R B
Y B T N A R U A T S E R
H T U L C P L C T Q Q M
Y O E S B I H E R Y U L
R B S K S U N X T E W A
O A P P R T T E S O I N
T K K C I A A U M R H V
C E H Q N T M T P A B J
A R M Q D B A O I V D L
F Y G M G Y R L W O L B
P J D N D T W P P N N M
```

Words to find

AIRPORT

BAKERY

BUS STATION

CHURCH

CINEMA

COFFEE SHOP

FACTORY

HOSPITAL

HOTEL

MARKET

MUSEUM

RESTAURANT

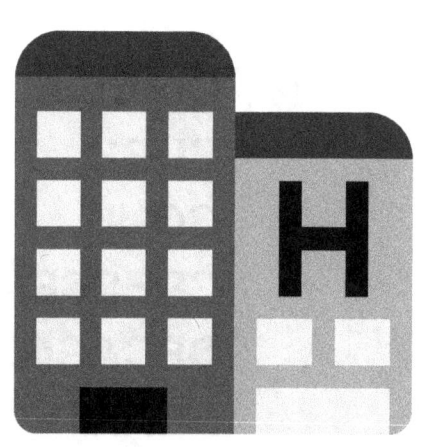

SHAPES
WORD SEARCH

```
R C H Q C I R C L E Q
T U P E E Z R O V A L
D B N N P E D H P N T
N E O O S T E W O M B
O C C C G X A N J H Z
G P E A A A A G E B T
A N K G G G T A O R R
T K O Q O O R N X N T
C N R N J T N N E X R
O L P Y L P N G Y P Z
```

Words to find

CIRCLE
CUBE
CONE
CRESCENT
DECAGON
HEART

HEXAGON
HEPTAGON
NONAGON
OVAL
OCTAGON
PENTAGON

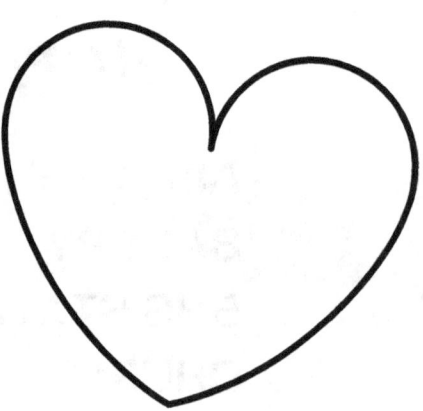

'B' LETTER
CROSSWORD

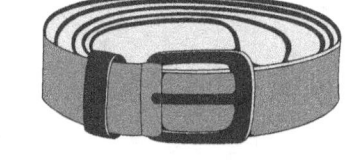

ACROSS:

1. My pants is too big, so i wear a ____.
3. I eat a ____ every day.
4. Young male.

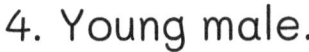

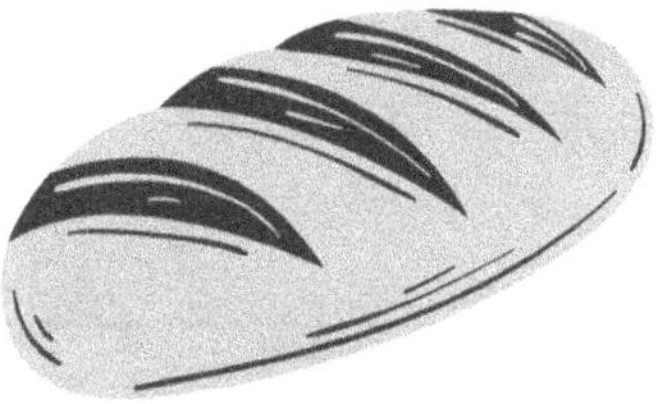

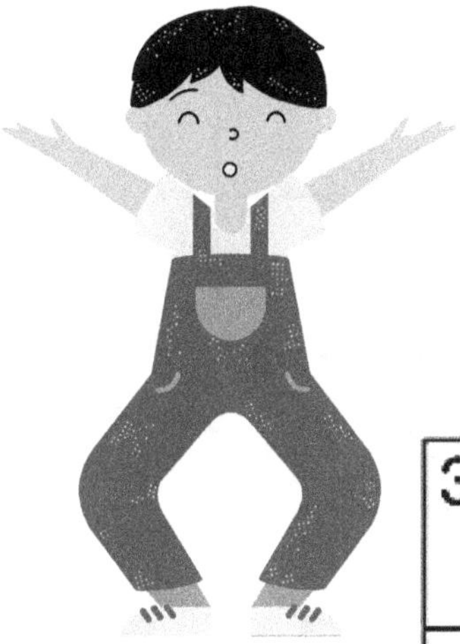

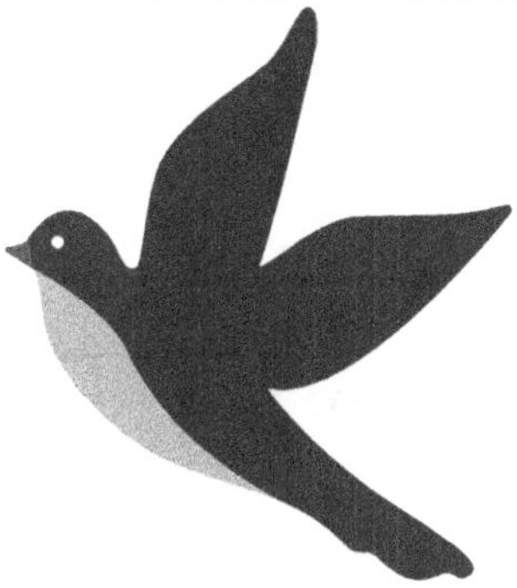

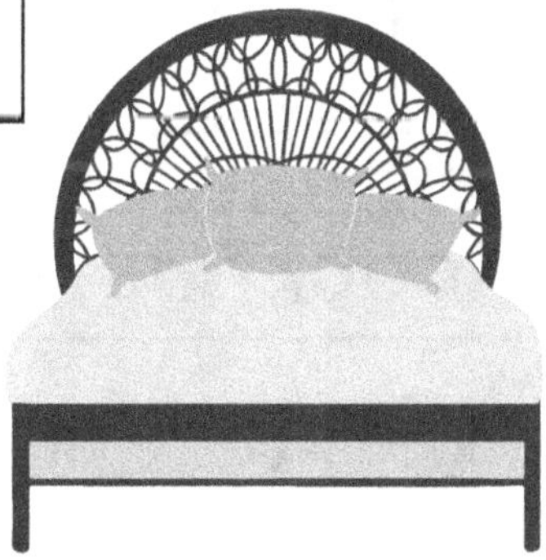

DOWN:

1. An animal that fly.
2. You can sleep in my ____.
3. He is reading a ____.

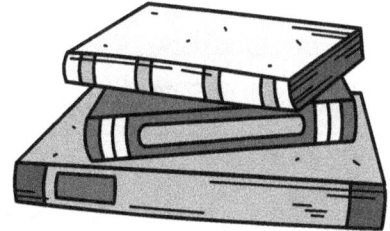

BIRD BREAD BED BOOK BELT BOY

DRINKS
CROSSWORD

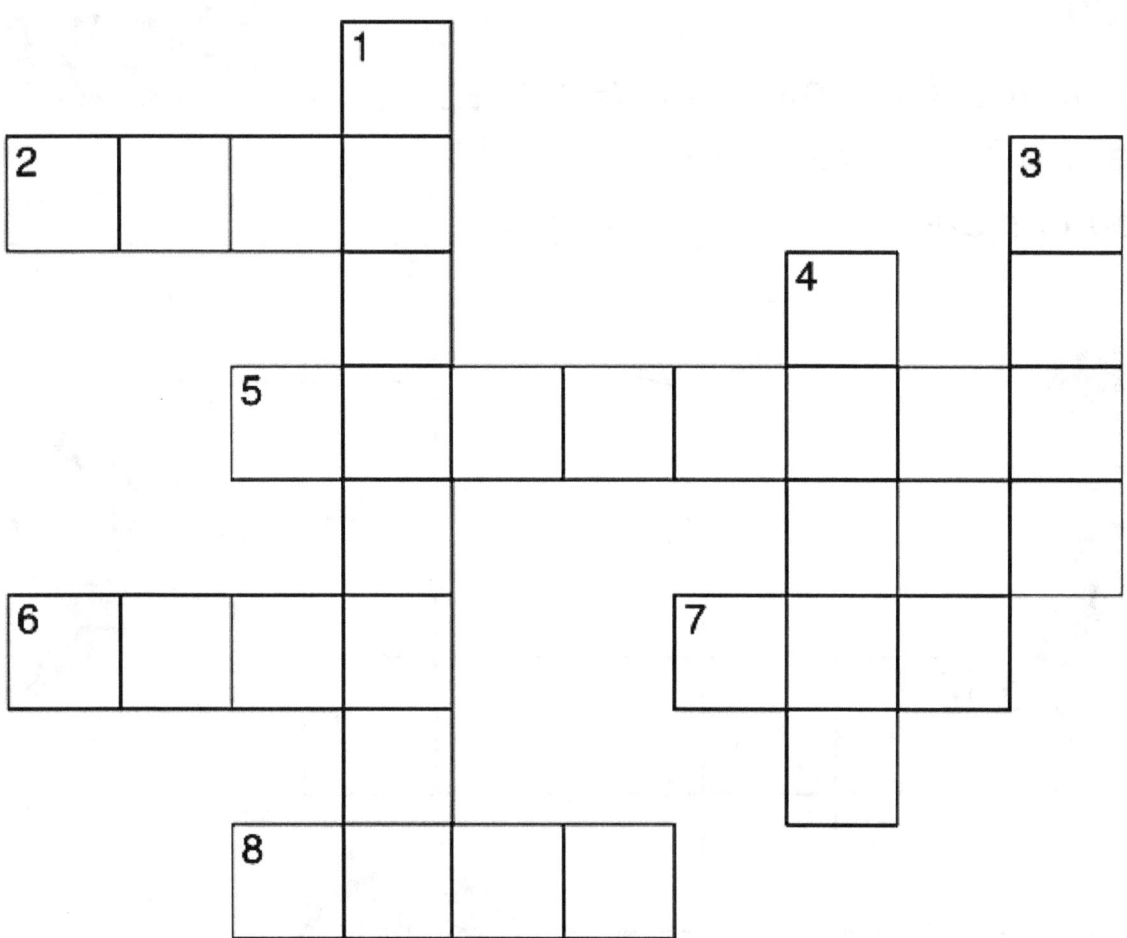

ACROSS: BEER COCKTAIL SODA TEA WINE

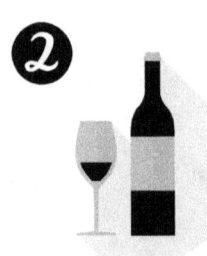 ②  ⑤ 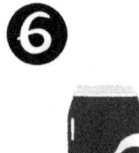 ⑥ 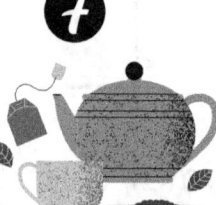 ⑦ 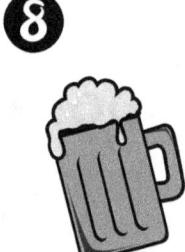 ⑧

DOWN: COLA LEMONADE WATER

 ① 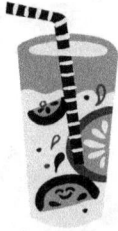 ③ 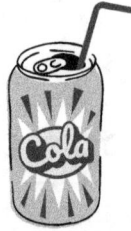 ④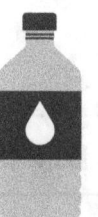

FEELING
CROSSWORD

ACROSS:

3. I was _____ of tom's new computer.

5. I was _____ that the mirror was broken.

6. Don't be _____ of telling me.

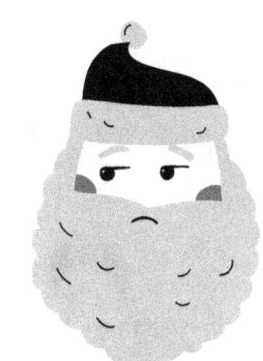

DOWN:

1. Opposite of sad.

2. He was always _____ watching the duck all day.

4. We all felt _____ about his death.

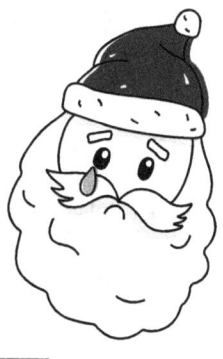

ANGRY BORED HAPPY JEALOUS SAD SHY

FAMILY
CROSSWORD

ACROSS:

6. My _____ is the oldest member of the family.

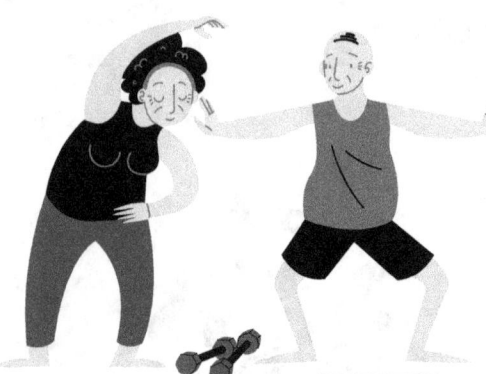

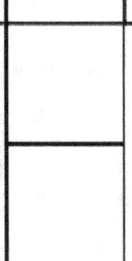

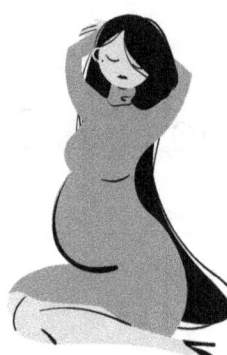

DOWN:

1. She gave birth to you.
2. Wife of your uncle.
3. Brother of your father.
4. Newborn infant.
5. A son of your brother.

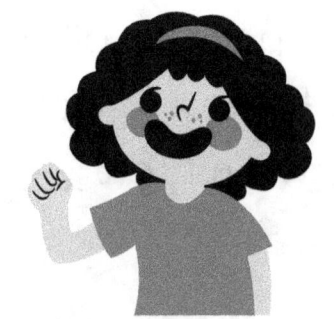

AUNT BABY GRANDPARENT MOM NEPHEW UNCLE

FARMING
CROSSWORD

ACROSS: CORN COW GOAT GLOVES SEEDS

3

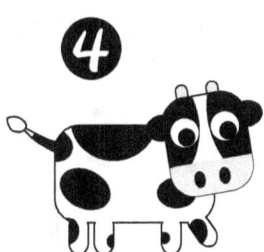
4

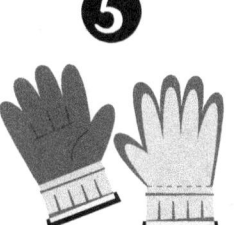
5

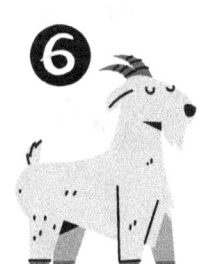
6

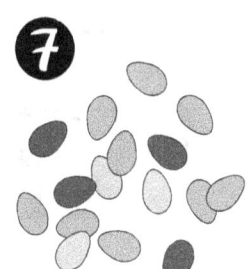
7

DOWN: BOOTS GOOSE SOIL

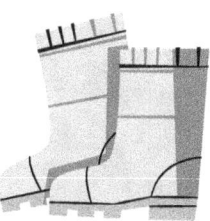
1

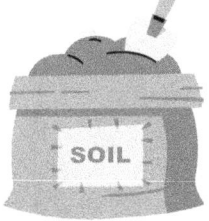
2

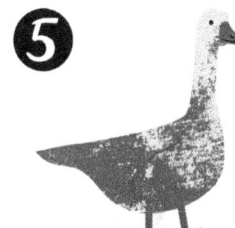
5

GARDEN
CROSSWORD

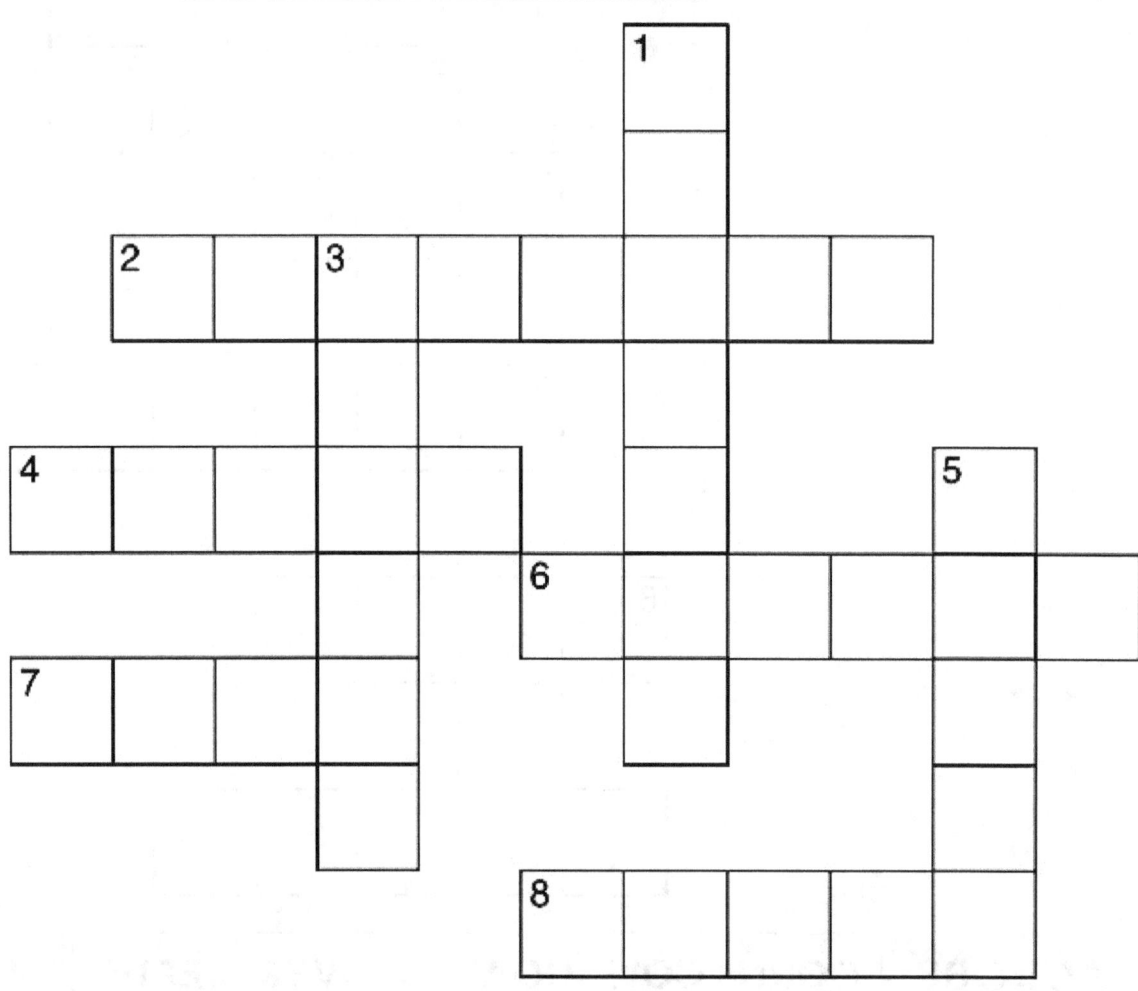

② 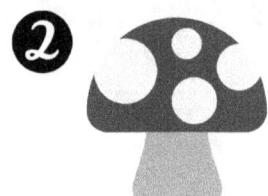 ④ 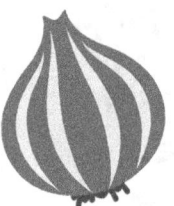 ⑥ 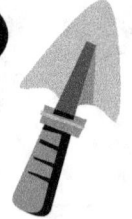 ⑦ 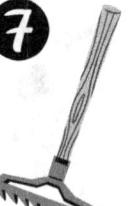 ⑧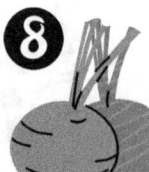

① 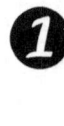 ③ 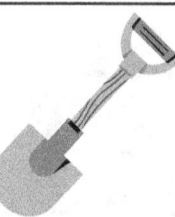 ⑤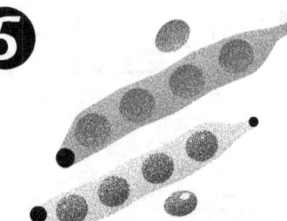

HOTEL
CROSSWORD

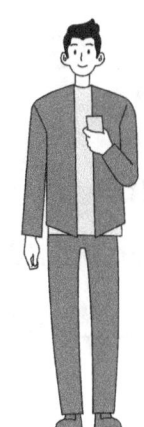

ACROSS:

1. Was there a _____ at the hotel?

4. She opened the door with a _____.

6. He was promoted to be _____ of the hotel.

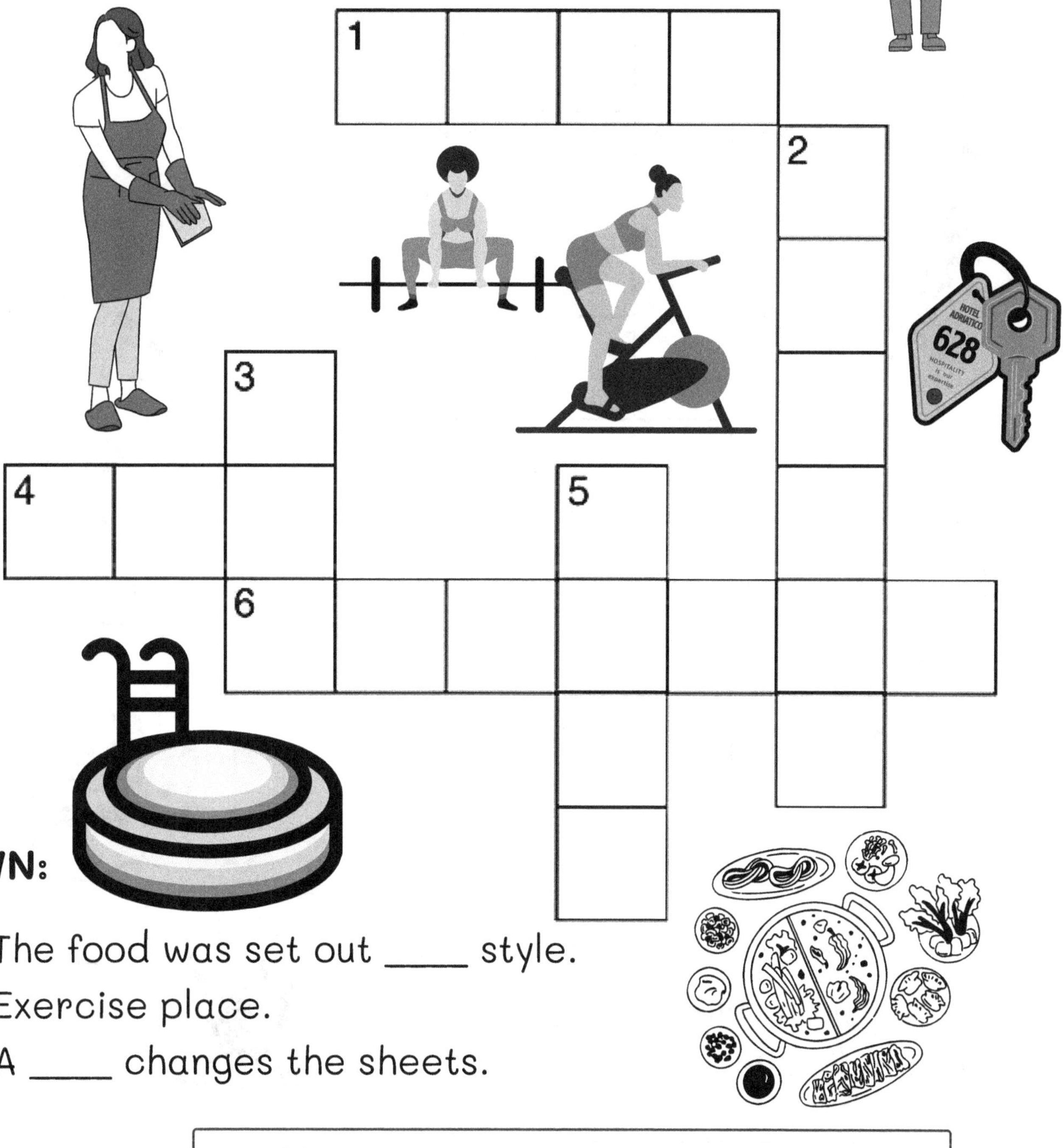

DOWN:

2. The food was set out _____ style.

3. Exercise place.

5. A _____ changes the sheets.

BUFFET GYM KEY MAID MANAGER POOL

MERMAID
CROSSWORD

ACROSS:

4. Knife used as a weapon.

5. Jewel from the sea.

6. A _____ can find a mermaid to be her partner.

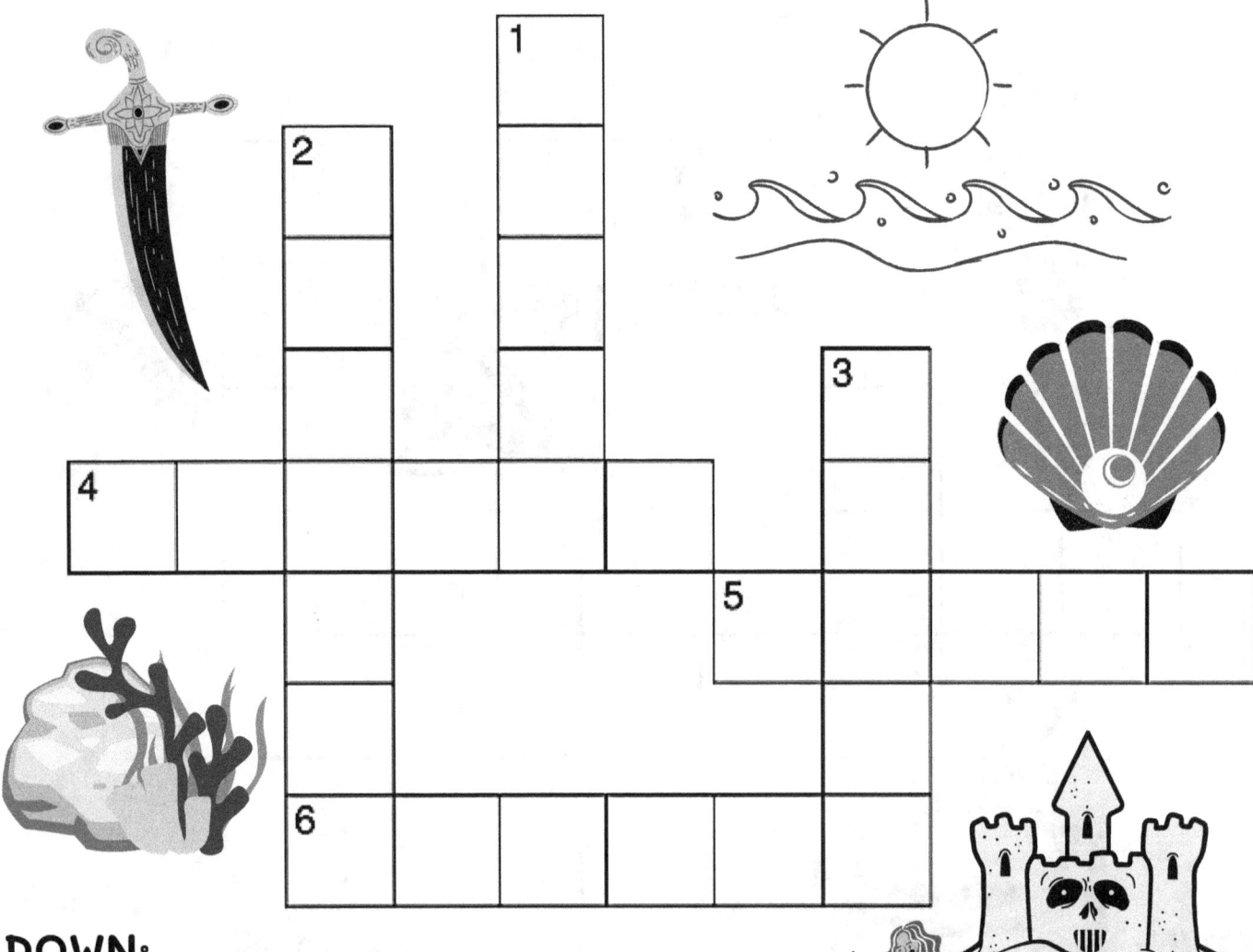

DOWN:

1. The _____ is carpeted with seaweed.

2. The mermaid ruled the _____ of sea.

3. The sun dips into the _____.

DAGGER KINGDOM MERMAN OCEAN PEARL STONE

OCEAN
CROSSWORD

ACROSS: CRAB DOLPHIN EEL OCTOPUS SEAWEED

DOWN: CORAL LOBSTER PELICAN

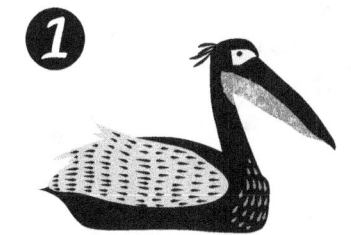

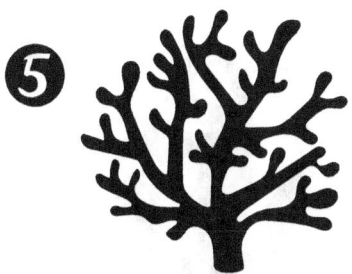

PIRATE
CROSSWORD

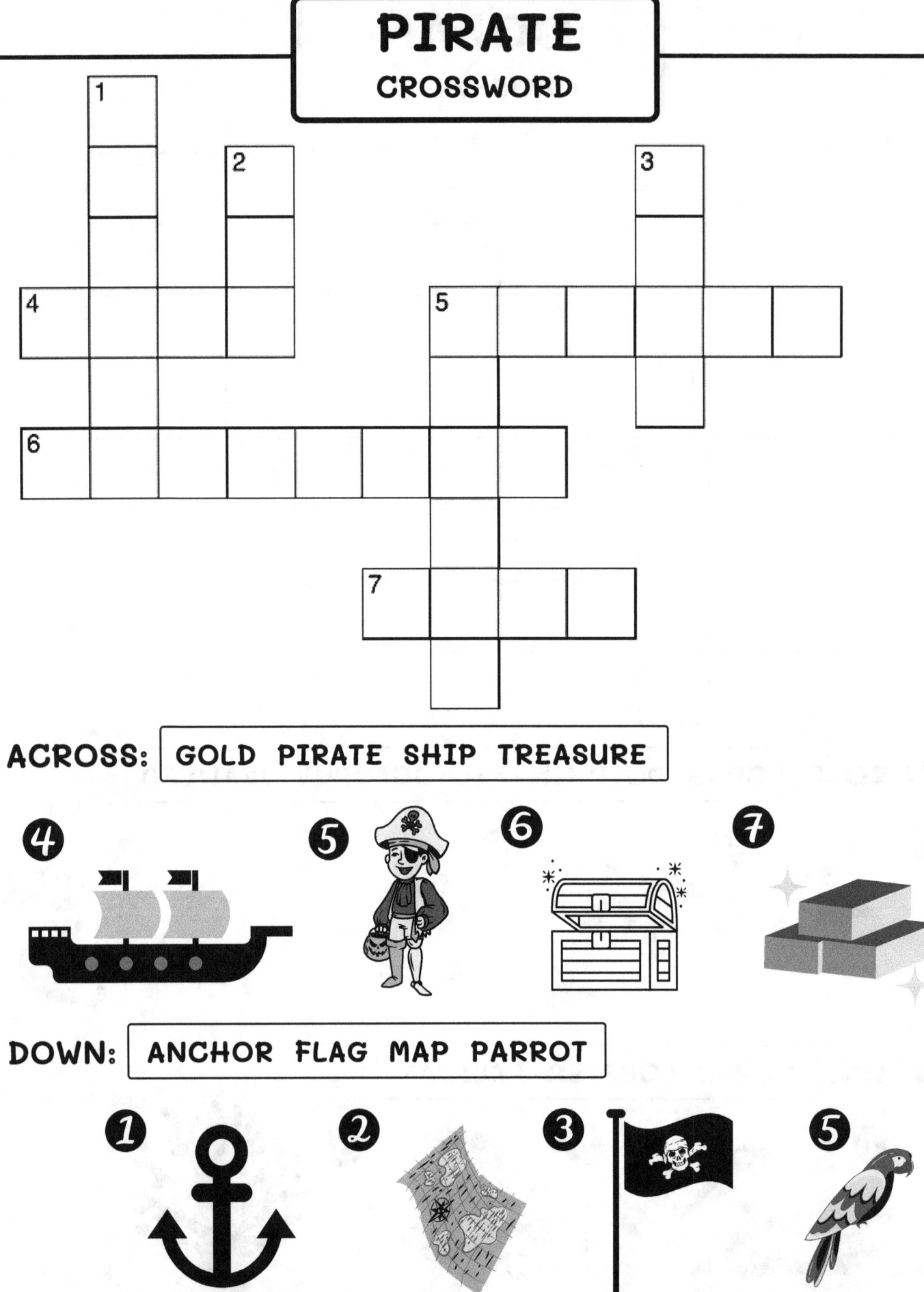

ACROSS: GOLD PIRATE SHIP TREASURE

4 5 6 7

DOWN: ANCHOR FLAG MAP PARROT

1 2 3 5

SOLUTIONS

1

4	2	1	3
1	3	2	4
3	1	4	2
2	4	3	1

2

3	2	4	1
4	1	3	2
2	3	1	4
1	4	2	3

3

3	4	1	2
2	1	4	3
1	2	3	4
4	3	2	1

4

1	2	3	4
4	3	1	2
3	4	2	1
2	1	4	3

5

4	3	2	1
2	1	3	4
1	2	4	3
3	4	1	2

6

4	1	3	2
2	3	1	4
1	2	4	3
3	4	2	1

7

4	2	3	1
3	1	4	2
2	3	1	4
1	4	2	3

8

3	2	1	4
1	4	3	2
4	1	2	3
2	3	4	1

9

4	3	2	1
2	1	4	3
3	4	1	2
1	2	3	4

10

2	4	1	3
3	1	2	4
1	3	4	2
4	2	3	1

11

4	2	3	1
1	3	4	2
3	1	2	4
2	4	1	3

12

3	2	1	4
1	4	3	2
2	1	4	3
4	3	2	1

13

4	1	3	2
2	3	4	1
1	4	2	3
3	2	1	4

14

2	3	1	4
1	4	2	3
3	1	4	2
4	2	3	1

15

4	2	1	3
1	3	4	2
2	4	3	1
3	1	2	4

16

3	4	1	2
2	1	4	3
1	2	3	4
4	3	2	1

6x6 Sudoku

1

4	2	3	1	6	5
5	6	1	3	4	2
1	3	4	2	5	6
2	5	6	4	1	3
6	4	2	5	3	1
3	1	5	6	2	4

2

4	5	6	3	1	2
3	1	2	6	5	4
5	2	4	1	3	6
1	6	3	2	4	5
2	3	5	4	6	1
6	4	1	5	2	3

3

3	6	2	4	5	1
1	4	5	3	2	6
5	1	6	2	4	3
2	3	4	1	6	5
6	2	3	5	1	4
4	5	1	6	3	2

4

1	2	4	6	5	3
6	3	5	1	4	2
3	4	6	2	1	5
5	1	2	3	6	4
2	5	1	4	3	6
4	6	3	5	2	1

5

6	4	3	5	1	2
5	2	1	6	4	3
3	6	2	4	5	1
4	1	5	3	2	6
1	3	4	2	6	5
2	5	6	1	3	4

6

4	5	6	1	2	3
3	1	2	4	5	6
6	2	1	3	4	5
5	4	3	6	1	2
1	3	5	2	6	4
2	6	4	5	3	1

7

3	5	4	6	1	2
2	6	1	4	5	3
5	1	3	2	6	4
6	4	2	1	3	5
1	2	5	3	4	6
4	3	6	5	2	1

8

5	1	2	6	4	3
4	6	3	2	1	5
3	5	6	1	2	4
1	2	4	5	3	6
6	4	1	3	5	2
2	3	5	4	6	1

9

5	3	4	1	2	6
6	2	1	5	3	4
2	5	6	4	1	3
4	1	3	2	6	5
1	6	5	3	4	2
3	4	2	6	5	1

10

1	2	3	4	5	6
5	6	4	3	2	1
4	5	2	1	6	3
3	1	6	2	4	5
6	4	1	5	3	2
2	3	5	6	1	4

11

4	5	3	6	2	1
1	6	2	4	5	3
5	2	4	3	1	6
6	3	1	2	4	5
3	4	5	1	6	2
2	1	6	5	3	4

12

6	1	3	4	2	5
5	2	4	6	1	3
2	5	1	3	4	6
3	4	6	1	5	2
1	6	2	5	3	4
4	3	5	2	6	1

13

1	3	4	5	6	2
2	6	5	1	3	4
6	1	3	4	2	5
5	4	2	3	1	6
4	2	1	6	5	3
3	5	6	2	4	1

14

4	2	6	3	5	1
1	5	3	4	2	6
2	6	1	5	3	4
5	3	4	1	6	2
3	4	2	6	1	5
6	1	5	2	4	3

15

6	4	2	5	3	1
1	3	5	6	2	4
3	1	4	2	6	5
2	5	6	1	4	3
5	2	3	4	1	6
4	6	1	3	5	2

16

4	1	6	2	5	3
5	2	3	6	4	1
1	5	4	3	6	2
3	6	2	4	1	5
2	4	5	1	3	6
6	3	1	5	2	4

8x8 Sudoku

1

2	6	5	3	4	8	7	1
4	8	1	7	5	3	6	2
5	2	7	6	8	4	1	3
3	1	4	8	6	7	2	5
1	4	8	2	7	5	3	6
6	7	3	5	1	2	8	4
8	3	6	4	2	1	5	7
7	5	2	1	3	6	4	8

2

8	5	7	3	1	6	2	4
6	1	4	2	3	5	7	8
2	7	1	5	8	3	4	6
4	8	3	6	7	2	1	5
7	2	5	8	4	1	6	3
1	3	6	4	5	7	8	2
3	6	8	1	2	4	5	7
5	4	2	7	6	8	3	1

3

1	8	4	7	6	3	2	5
6	5	2	3	7	8	1	4
8	3	6	4	1	7	5	2
2	1	7	5	8	6	4	3
4	7	5	1	3	2	8	6
3	6	8	2	4	5	7	1
5	4	3	8	2	1	6	7
7	2	1	6	5	4	3	8

4

7	2	4	3	6	1	8	5
8	1	6	5	2	7	3	4
5	7	1	8	3	2	4	6
6	4	3	2	7	5	1	8
4	3	5	7	1	8	6	2
1	8	2	6	5	4	7	3
2	6	8	1	4	3	5	7
3	5	7	4	8	6	2	1

5

1	6	5	7	2	3	8	4
3	8	2	4	7	6	1	5
7	2	1	3	4	5	6	8
4	5	8	6	1	2	7	3
2	7	3	1	5	8	4	6
8	4	6	5	3	1	2	7
6	3	7	2	8	4	5	1
5	1	4	8	6	7	3	2

6

2	6	8	1	3	7	5	4
5	3	7	4	8	2	1	6
4	2	3	7	6	1	8	5
8	5	1	6	4	3	2	7
7	4	5	2	1	6	3	8
3	1	6	8	5	4	7	2
1	7	4	5	2	8	6	3
6	8	2	3	7	5	4	1

7

2	4	7	6	5	3	8	1
1	8	5	3	6	7	4	2
7	3	4	5	2	1	6	8
8	1	6	2	7	5	3	4
6	2	3	8	1	4	7	5
4	5	1	7	3	8	2	6
5	7	2	4	8	6	1	3
3	6	8	1	4	2	5	7

8

2	3	5	4	1	6	7	8
6	7	1	8	4	2	5	3
8	2	4	7	6	3	1	5
5	6	3	1	7	4	8	2
3	8	6	2	5	1	4	7
4	1	7	5	2	8	3	6
1	5	2	3	8	7	6	4
7	4	8	6	3	5	2	1

9

3	4	7	2	5	6	1	8
1	8	5	6	2	3	7	4
7	3	6	4	8	1	2	5
5	2	1	8	4	7	6	3
6	7	4	3	1	5	8	2
8	5	2	1	6	4	3	7
2	6	3	5	7	8	4	1
4	1	8	7	3	2	5	6

10

4	5	8	1	6	2	3	7
2	7	3	6	5	1	4	8
5	6	7	8	2	4	1	3
1	2	4	3	7	8	6	5
7	8	6	2	1	3	5	4
3	4	1	5	8	6	7	2
8	1	5	4	3	7	2	6
6	3	2	7	4	5	8	1

11

2	7	5	4	6	3	1	8
8	1	6	3	2	7	5	4
7	6	8	2	5	1	4	3
1	4	3	5	8	6	7	2
5	8	2	7	3	4	6	1
4	3	1	6	7	2	8	5
6	2	4	8	1	5	3	7
3	5	7	1	4	8	2	6

12

3	1	8	4	7	2	5	6
5	6	2	7	8	3	1	4
4	7	3	8	5	6	2	1
2	5	1	6	4	8	3	7
1	4	5	3	6	7	8	2
7	8	6	2	1	5	4	3
6	2	4	5	3	1	7	8
8	3	7	1	2	4	6	5

13

7	8	2	1	4	6	3	5
4	6	3	5	7	1	2	8
2	7	1	8	3	5	6	4
6	5	4	3	1	2	8	7
5	2	6	4	8	7	1	3
1	3	8	7	2	4	5	6
3	4	5	2	6	8	7	1
8	1	7	6	5	3	4	2

14

6	8	1	3	5	7	4	2
4	5	2	7	8	3	1	6
7	1	6	4	2	5	8	3
8	2	3	5	4	1	6	7
1	4	7	6	3	8	2	5
2	3	5	8	6	4	7	1
5	6	4	1	7	2	3	8
3	7	8	2	1	6	5	4

15

8	1	7	2	6	4	5	3
4	3	5	6	7	2	8	1
3	5	4	7	8	6	1	2
2	6	1	8	5	7	3	4
6	2	3	4	1	5	7	8
5	7	8	1	2	3	4	6
1	4	2	5	3	8	6	7
7	8	6	3	4	1	2	5

16

8	3	2	6	7	1	4	5
1	4	7	5	2	8	6	3
7	6	5	3	8	4	2	1
4	1	8	2	5	7	3	6
3	2	1	4	6	5	8	7
5	7	6	8	4	3	1	2
6	8	3	7	1	2	5	4
2	5	4	1	3	6	7	8

9x9 Sudoku

1

```
9 6 3 8 1 5 7 4 2
1 4 2 3 9 7 5 6 8
5 8 7 2 6 4 1 9 3
6 2 1 4 3 9 8 5 7
3 7 8 6 5 2 4 1 9
4 9 5 1 7 8 2 3 6
2 1 9 7 4 6 3 8 5
7 3 6 5 8 1 9 2 4
8 5 4 9 2 3 6 7 1
```

2

```
8 7 9 5 6 4 3 1 2
6 2 1 7 8 3 9 5 4
5 4 3 1 2 9 6 8 7
4 9 6 8 3 1 2 7 5
7 1 2 6 4 5 8 9 3
3 8 5 2 9 7 4 6 1
9 5 8 4 7 2 1 3 6
2 6 7 3 1 8 5 4 9
1 3 4 9 5 6 7 2 8
```

3

```
4 3 1 8 9 5 6 7 2
2 9 6 3 1 7 5 8 4
7 5 8 4 2 6 1 9 3
9 1 7 6 3 8 4 2 5
5 2 3 1 4 9 8 6 7
8 6 4 5 7 2 3 1 9
3 8 2 7 5 1 9 4 6
6 7 5 9 8 4 2 3 1
1 4 9 2 6 3 7 5 8
```

4

```
1 3 9 2 7 8 5 6 4
2 7 8 5 6 4 9 1 3
5 6 4 1 9 3 7 8 2
6 8 1 3 5 9 2 4 7
7 9 3 6 4 2 8 5 1
4 2 5 7 8 1 3 9 6
9 4 2 8 1 7 6 3 5
3 1 6 9 2 5 4 7 8
8 5 7 4 3 6 1 2 9
```

5

```
5 2 4 6 9 1 3 8 7
3 1 6 4 8 7 5 9 2
7 9 8 2 5 3 6 4 1
1 5 7 3 2 8 4 6 9
6 3 9 7 4 5 2 1 8
8 4 2 1 6 9 7 3 5
2 7 3 8 1 4 9 5 6
9 6 1 5 3 2 8 7 4
4 8 5 9 7 6 1 2 3
```

6

```
9 1 8 7 2 3 6 5 4
2 3 4 6 8 5 9 1 7
6 5 7 9 4 1 3 8 2
4 6 3 2 5 9 8 7 1
5 2 9 1 7 8 4 3 6
7 8 1 4 3 6 2 9 5
1 4 2 3 9 7 5 6 8
8 9 6 5 1 4 7 2 3
3 7 5 8 6 2 1 4 9
```

7

```
1 3 2 4 6 9 7 8 5
5 4 8 3 1 7 6 9 2
6 7 9 2 5 8 3 1 4
8 9 4 6 7 2 1 5 3
7 5 1 8 4 3 2 6 9
3 2 6 1 9 5 4 7 8
9 1 7 5 2 4 8 3 6
4 8 5 7 3 6 9 2 1
2 6 3 9 8 1 5 4 7
```

8

```
7 6 5 9 3 4 2 8 1
2 4 1 8 7 6 3 5 9
8 9 3 2 1 5 7 4 6
3 1 4 5 9 7 8 6 2
6 7 2 4 8 3 1 9 5
5 8 9 1 6 2 4 3 7
1 2 6 3 4 9 5 7 8
4 5 7 6 2 8 9 1 3
9 3 8 7 5 1 6 2 4
```

9

```
4 6 1 7 3 5 9 8 2
2 7 9 4 6 8 3 5 1
5 8 3 2 1 9 6 7 4
6 2 8 5 4 1 7 9 3
7 1 5 3 9 2 4 6 8
3 9 4 8 7 6 2 1 5
8 3 2 6 5 7 1 4 9
1 5 6 9 2 4 8 3 7
9 4 7 1 8 3 5 2 6
```

10

```
7 6 9 2 3 4 1 8 5
3 4 5 7 1 8 2 6 9
2 8 1 6 9 5 3 4 7
9 7 2 3 8 1 4 5 6
4 5 3 9 7 6 8 1 2
6 1 8 5 4 2 9 7 3
1 3 6 4 2 7 5 9 8
5 2 4 8 6 9 7 3 1
8 9 7 1 5 3 6 2 4
```

11

```
5 2 9 6 1 3 4 8 7
1 4 8 9 2 7 6 3 5
3 7 6 5 4 8 1 9 2
4 9 2 3 6 1 5 7 8
8 3 7 2 5 4 9 6 1
6 1 5 8 7 9 3 2 4
7 8 1 4 3 6 2 5 9
9 5 3 1 8 2 7 4 6
2 6 4 7 9 5 8 1 3
```

12

```
1 8 7 6 3 9 2 5 4
3 2 6 4 1 5 8 9 7
5 9 4 7 8 2 6 3 1
4 3 1 5 7 8 9 6 2
7 6 9 1 2 3 5 4 8
2 5 8 9 6 4 7 1 3
6 7 5 8 4 1 3 2 9
8 4 2 3 9 6 1 7 5
9 1 3 2 5 7 4 8 6
```

13

```
6 9 3 1 7 4 2 8 5
2 1 5 6 3 8 7 4 9
4 7 8 5 9 2 1 6 3
3 2 1 4 5 7 6 9 8
9 4 6 2 8 1 3 5 7
8 5 7 9 6 3 4 1 2
1 3 2 8 4 9 5 7 6
5 8 4 7 2 6 9 3 1
7 6 9 3 1 5 8 2 4
```

14

```
8 5 3 6 7 1 9 2 4
6 2 1 8 4 9 7 3 5
4 9 7 5 2 3 8 6 1
5 3 4 9 1 7 6 8 2
2 8 9 3 6 4 1 5 7
7 1 6 2 5 8 3 4 9
1 6 2 7 8 5 4 9 3
3 4 5 1 9 6 2 7 8
9 7 8 4 3 2 5 1 6
```

15

```
3 2 7 5 1 9 4 6 8
1 8 5 3 6 4 9 7 2
4 6 9 8 7 2 1 5 3
5 9 3 2 4 6 8 1 7
6 4 1 7 8 3 5 2 9
2 7 8 9 5 1 3 4 6
7 1 4 6 3 8 2 9 5
9 3 6 4 2 5 7 8 1
8 5 2 1 9 7 6 3 4
```

16

```
5 3 1 6 7 9 8 4 2
4 9 7 2 8 1 6 5 3
2 8 6 3 5 4 1 7 9
8 2 3 5 1 7 9 6 4
1 7 9 4 2 6 3 8 5
6 5 4 9 3 8 7 2 1
7 4 5 1 6 3 2 9 8
9 1 8 7 4 2 5 3 6
3 6 2 8 9 5 4 1 7
```

ANIMAL

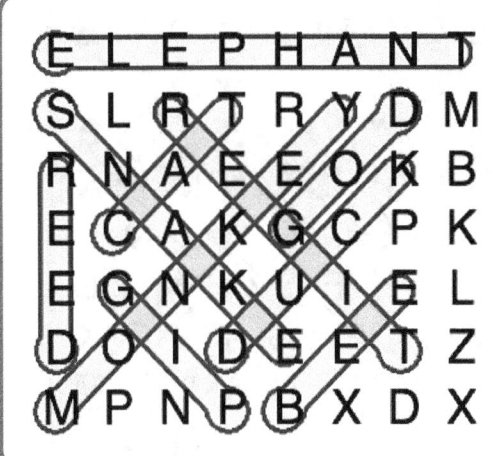

BEACH

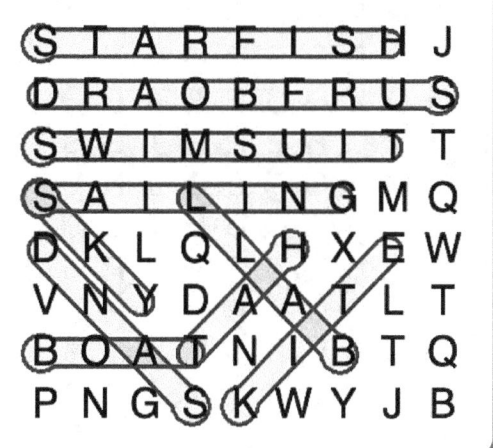

CAREERS

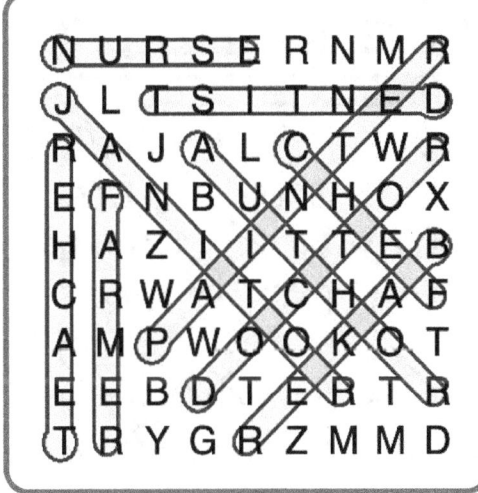

COLORS

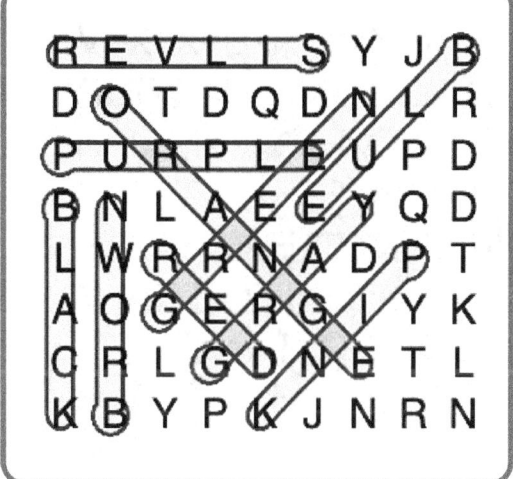

DESSERTS

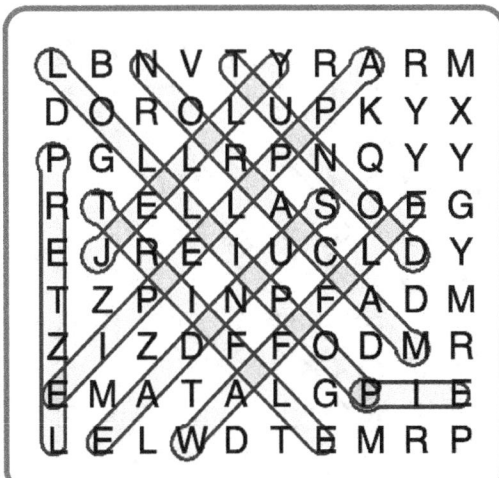

FAMILY

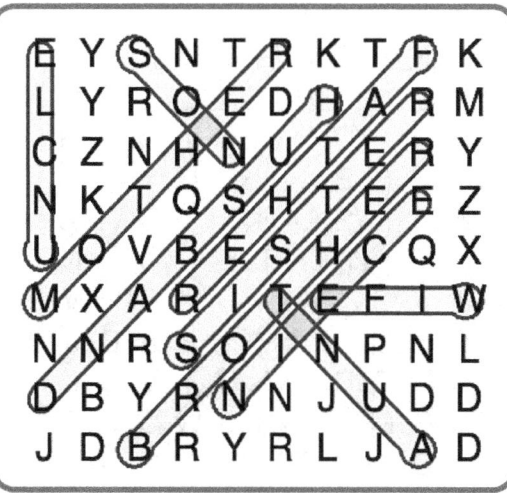

FRUITS

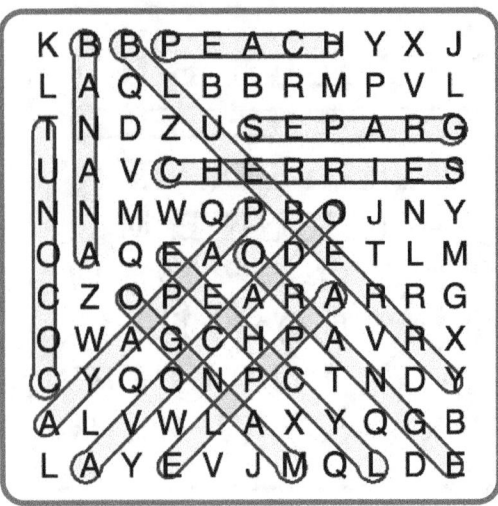

KITCHEN

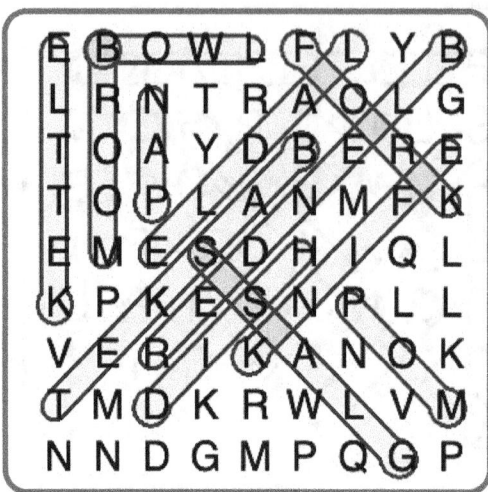

NUMBERS

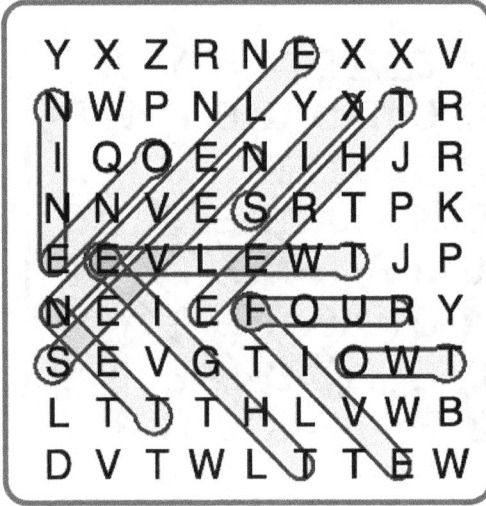

OCEAN

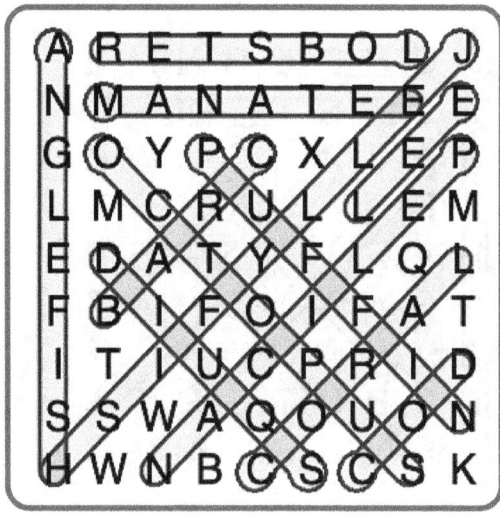

PLACE

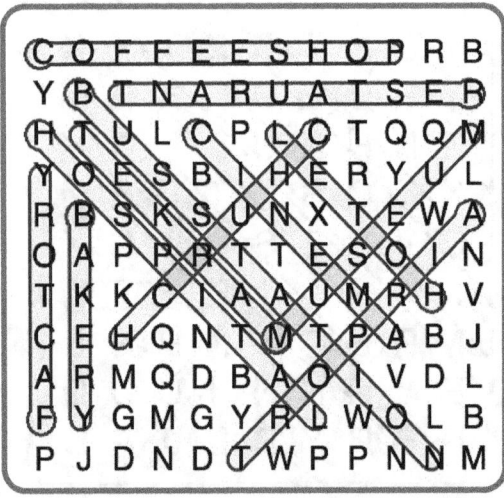

SHAPES

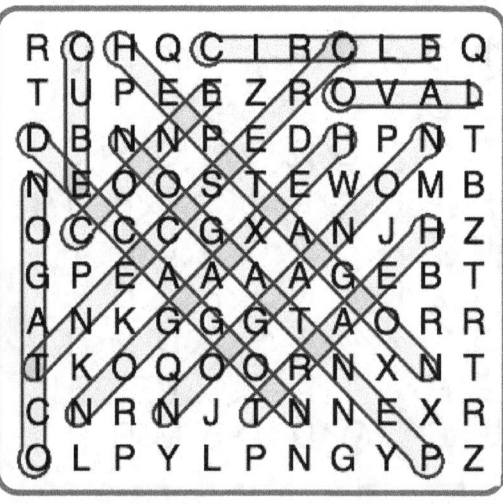

www.ingramcontent.com/pod-product-compliance
Lightning Source LLC
Chambersburg PA
CBHW080840220526
45467CB00008B/2342